Die erstaunlichen
GEHEIMNISSE DER YOGIS

Die erstaunlichen
GEHEIMNISSE DER YOGIS

Charles F. Haanel / Victor S. Perera

Deutsche Erstausgabe von Adriane Lachmayr
und Helmar Rudolph

"**Die erstaunlichen Geheimnisse der Yogis**" von Charles Francis Haanel
Aus dem Original "The Amazing Secrets of the Yogi" von 1937

Übersetzung: Adriane Lachmayr / Helmar Rudolph
Lektorat: Jürgen Birkenbach
Satz und Layout: Helmar Rudolph
Umschlaggestaltung: Helmar Rudolph / Dani Kreienbühl - k:ps | graphic design | werbung
Druck: Himmer AG, Augsburg

Printed in Germany

Inspired Mind ist ein Imprint der SüdOst Verlag GmbH
© 2009 JAH Holding Inc.

1. Auflage, September 2009
Weitere Informationen und Unterstützung im Internet unter www.mrmasterkey.com

ISBN-13: 978-3-89682-602-2

Die deutsche Nationalbibliothek — CIP — Einheitsaufnahme
Die deutsche Nationalbibliothek verzeichnet diese Publikation in der Deutschen
Nationalbibliografie; detaillierte Daten sind im Internet über http://dnb.d-nb.de abrufbar.

Das Werk einschließlich aller seiner Teile ist urheberrechtlich geschützt. Jede Verwertung außerhalb der engen Grenzen des Urheberrechtsgesetzes ist ohne Zustimmung des Verlags unzulässig und strafbar. Alle Rechte der Verbreitung, insbesondere die des Nachdrucks, der Vervielfältigung, der Mikroverfilmung, der Übersetzung und der Speicherung in elektronischen Systemen, aber auch durch Funk, Fernsehen und sonstige Kommunikationsmittel, fotomechanische oder vertonte Wiedergabe sowie des auszugsweisen Nachdrucks behalten sich Verlag und Übersetzer vor. Die Verbreitung des darin enthaltenen Wissens jedoch wird begrüßt und ist erwünscht.

Einzelne Auszüge dürfen zu Rezensionszwecken zitiert werden.

Durch das Studium der Yoga-Philosophie wirst du deine Kenntnisse bereichern und Ergebnisse in Übereinstimmung mit deiner Fähigkeit zu empfangen erhalten. Rüttle deine schlummernden Energien durch das Studium der Philosophie wach, und diese philosophische Flamme wird ihren eigenen Brennstoff finden und in einem großartigen, die Welt erhellenden Strahlen für immer bestehen bleiben.

Argumente verstummen, wenn Harmonie erreicht wurde. Eine noch höhere Ebene existiert —das Überbewusstsein—, die Samadhi genannt wird. In diesem Zustand ist alles vollkommen, es ist eine Einheit von allem, was besteht, es gibt keinen Einwand, auch kein Hadern. In dieser gelassenen Stille sind alle Unterschiede überwunden worden. Alles ist vollkommen.

Das erklärt die ethische Theorie, dass wir nicht hassen, aber lieben müssen, weil gerade wie im Falle der Elektrizität, die Kraft, die den Dynamo verlässt, zum Dynamo zurückkehren wird, um so den Stromkreis zu schließen. So müssen alle anderen Kräfte der Natur zu ihrer Quelle zurückkehren.

— Charles F. Haanel

ÜBER DEN AUTOR

Charles Francis Haanel wurde am 22. Mai 1866 als Sohn deutschstämmiger Eltern in Ann Arbor, Michigan, USA, geboren. Sein Leben verbrachte er als Geschäftsmann und später als Autor in St. Louis, Missouri. Charles Haanel war unter anderem Präsident der Continental Commercial Company, laut einer Biographie von Walter B. Stevens aus dem Jahre 1909 zum damaligen Zeitpunkt eine der größten in der Welt. Darüber hinaus war er Präsident der Mexico Gold & Silver Mining Company, arbeitete später noch für einen Verlag, um schlussendlich selbständig als Autor und Verleger tätig zu sein.

Als Autor von Büchern über Philosophie, Psychologie, Ursache und Wirkung, Persönlichkeitsentfaltung, Lebens- und Geisteswissenschaften veröffentlichte er *The Master Key System* (1916), *Mental Chemistry* (1922), *New Psychology* (1924), *A Book About You* (1927) und, mit Victor Simon Perera, *The Amazing Secrets of the Yogi* (1937). Charles Haanel erhielt mehrere Titel, darunter eine Ehrendoktorwürde vom National Electronic Institute; Doktor der Psychologie, Metaphysik, vom College of Divine Metaphysics, sowie Doktor der Medizin vom Universal College in Dupleix, Indien.

Er war Mitglied in diversen Verbänden und Gemeinschaften, u.a. dem London College für Psychotherapie; Mitglied bei der Autorenliga von Amerika; der Amerikanischen Gesellschaft für Psychische Forschung; Mitglied bei den Rosenkreuzern; der Amerikanischen Gesellschaft für Suggestivtherapie; der Wissenschaftsliga von Amerika; Pi Gamma Mu Fraternity; spekulativer Maurer im 32. Meistergrad (Sublime Prince of the Royal Secret — Ritter und Prinz des königlichen Geheimnisses) des AASR (Alter u. Angenommener Schottischer Ritus), Keystone Lodge No. 243, A.F. & A.M.

Charles Haanel starb am 27. November 1949 im Alter von 83 Jahren und ist auf dem Bellefontaine Friedhof in St. Louis beerdigt.

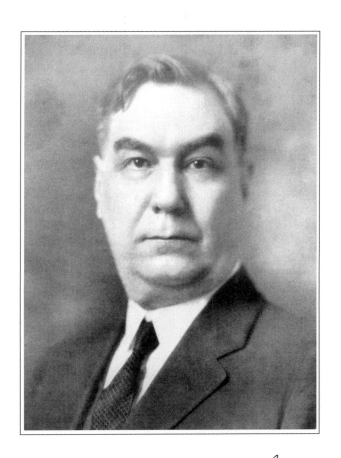

INHALTSVERZEICHNIS

	Vorwort zur deutschen Erstausgabe	13
	Anmerkung der Übersetzerin	17
	Einführung	23
1	Ida, Pingala und Sushumna	29
2	Levitation des Astralkörpers	47
3	Kundalini, die Kraft der Schlange	69
4	Der Atem, das Elixier des Lebens	87
5	Die Kontrolle über das Leben	105
6	Die acht Schritte zur Selbstbeherrschung	123
7	Die Veredelung der schöpferischen Energie	139
8	Die Anwendung der unendlichen Macht	153
9	Der Atem des Lebens	169
10	Eine Methode der Wiederbelebung	183
11	Das innere Licht	197
12	Vollkommene Harmonie	211
	Weitere Angebote	228

VORWORT ZUR DEUTSCHEN ERSTAUSGABE

VORWORT ZUR DEUTSCHEN ERSTAUSGABE

Helmar Rudolph

Erst vor kurzem erblickte die deutsche Erstausgabe von Charles Haanels *„Ein Buch über Dich"* (ISBN: 978-3-89682-600-8, €21,95, www.mrmasterkey.com) das Tageslicht. Somit ist es mir eine ganz besondere Freude, dir hiermit auch das letzte Werk dieses begnadeten Autors des letzten Jahrhunderts überreichen zu dürfen. Im ersteren geht es um die verschiedenen Formen von Schwingungen und wie wir uns darauf einstellen können, um ihrer schließlich Herr zu werden. Hier geht es nun um ein im wahrsten Sinne des Wortes „lebenswichtiges Element", nämlich unseren Atem. Wir lernen, dass sich verschiedene Atemtechniken auf unterschiedliche Weise auf unseren körperlichen und seelischen Zustand auswirken, und das unmittelbar und ohne jegliche Verzögerung.

Eine der größten Segnungen dieses Buches ist eine bestimmte Atemtechnik, die die Angst überwindet. Ungeachtet der Gründe ist unsere heutige Medienlandschaft immer noch durchzogen von Meldungen der Angst. Seuchen, Krankheit, Krise, Katastrophen... man könnte fast meinen, darüber hinaus gäbe es nichts. Dem aufmerksamen Beobachter wird aber nicht entgangen sein, dass die Wahrheit eine andere ist. In diesem Buch lernt er nun auch, die Angst mittels vorgenannter Atemtechnik ein für alle Mal zu besiegen und zu einem mutigen, selbstbewussten, machtvollen und wohlwollenden Wesen zu werden. Darüber hinaus helfen ihm zahlreiche Affirmationen bei dieser bewussten Menschwerdung.

Das im Jahr 1916 veröffentlichte Werk Haanels, *„Das Master Key System"* (ISBN 978-3-9812023-2-8, €39,00, www.mrmasterkey.com), liefert uns die Grundlage zu einem selbst bestimmten Leben, in dem es für alle und von allem genug gibt. Dadurch kommen wir zu einem neuen Verständnis unserer selbst und unseres grenzenlosen Potenzials. Gleichzeitig wird uns eine Methode gelehrt, die uns befähigt, stärkt und ermöglicht, selbst zu bestimmen, wie sich unser Leben darstellen soll.

In *„Die erstaunlichen Geheimnisse der Yogis"* baut Charles Haanel auf dem ersten Teil des *„Master Key Systems"* auf, da wir durch bestimmte Atemübungen sowohl Geist als auch Körper stärken. So wird auch unsere Willenskraft gestärkt, welche schlussendlich dazu führt, dass wir die notwendige Disziplin, den Mut und den Tatendrang aufbringen, um all das zu verwirklichen, was zu unserem und dem Wohle aller ist.

Dein Leben wird nach der Lektüre und dem Durchführen der verschiedenen Atemübungen in einem ganz anderen Licht erscheinen. Meditiere ein wenig über diesen Satz, denn ein anderes Licht ist nichts anderes als ein anderes Leben. Im wahrsten Sinne des Wortes erinnern wir uns wieder und beschleunigen dadurch nicht nur unsere eigene Entwicklung, sondern auch die der Welt, in der wir leben und unser Wesen haben.

ANMERKUNG DER ÜBERSETZERIN

ANMERKUNG DER ÜBERSETZERIN

Adriane Lachmayr

Als ich vor über einem Jahr mit dem Studium vom *Master Key System* begonnen habe, hatte ich nicht mal ansatzweise eine Ahnung davon, welche Wellen es in meinem Leben schlagen würde.

Kaum angefangen, überkam mich die Eingebung, das *Master Key System* ins Portugiesische zu übersetzen. Sie kam mit solch einer Wucht, dass ich es kaum zu beschreiben vermag. Allein der Gedanke daran versetzte mich in eine Euphorie, in einen energiegeladenen Zustand, zu dem mir die Worte fehlen, um dieses Gefühl wiederzugeben. Allerdings dauerte es fast zwei Monate, bis ich zur Tat schritt, da mein voriges „Ich" es sich nicht zutraute.

Ich war gerade fertig damit, als mich der Wunsch überkam, das Buch „*Die erstaunlichen Geheimnisse der Yogis*" zu meinem nächsten Projekt zu machen.

Nachdem ich mich nicht nur mit dem Übersetzen der Texte begnügte, sondern es mir auch ein Anliegen war, die Atemübungen persönlich zu erfahren, erkannte ich diese als die perfekte Erweiterung zum *Master Key System* Studium, da sich dadurch mein Bewusstseinsspektrum erheblich erweiterte. Das Meditieren war an sich schon ein bedeutender Schritt in meinem Leben in Richtung mehr Gelassenheit, innere Ruhe, Wahrheit, etc., aber in Verbindung mit den Atemtechniken kam es einem persönlichen Quantensprung gleich.

Ich meditiere täglich, aber ganz im Gegensatz zum Atmen nicht den ganzen Tag. Anfänglich fiel es mir schwer, meinen Atem ständig zu kontrollieren, doch dann habe ich recht schnell erkannt, dass mir da — wie Haanel schon sagte— „ein Zepter der Macht in die Hände gelegt worden ist". Je mehr ich meinen Atem kontrolliere, umso mehr Gelassenheit, innere Ruhe und Energie habe ich zur Verfügung. Nicht umsonst zitiert Haanel die Bibelstelle: „Da bildete Gott der HERR den Menschen, Staub von der Erde, und blies den Odem des Lebens in seine Nase, und also ward der Mensch eine lebendige Seele."

Ich bemerkte, konform der Lehre der Yogis, dass sich mein Atem bei negativen Emotionen flach und unregelmäßig wird. Mit dieser Erkenntnis bin ich nun in der Lage, mich mittels meines Atems schnell, jederzeit, überall und bei jeder Gelegenheit zu zentrieren, um so stetig in Kontakt mit meinem wahren „Ich" zu sein.

„Die erstaunlichen Geheimnisse der Yogis" ist ein Buch, das zum einem für sich allein stehen kann, zum anderen aber eine perfekte Ergänzung zum *„Master Key System"* und *„Ein Buch über Dich"* darstellt.

Mein lieber Leser, ich wünsche dir viel Spaß mit der Lektüre und hoffe, dass dieses fantastische Wissen der Yogis dir genauso viel und noch mehr bringt, was du zu erreichen wünschst, so wie es mir viel gebracht hat.

An dieser Stelle einen ganz herzlichen Dank an meinen Mann Michael, der immer an mich geglaubt hat und mich immer zu mehr und Besserem motiviert. Ein

Dankeschön auch an meinen Schwiegervater Rudi für die Mithilfe beim Korrigieren.

Natürlich auch noch ein Dankeschön an den Herausgeber dieses Buches, Helmar Rudolph, dem es zu verdanken ist, dass du es nun in deinen Händen halten und in deinem Leben anwenden kannst.

Weitere Informationen über Adriane Lachmayr findest du auf www.sanoveda.eu.

EINFÜHRUNG

EINFÜHRUNG

Dieses Werk verkörpert viele wertvolle Geheimnisse, welche ich mit großer Sorgfalt aus den geschätzten Weisheiten des alten Indiens gesammelt habe.

Diese Geheimnisse, wenn täglich in die Praxis umgesetzt, werden dir bessere Gesundheit, größeren Erfolg und grenzenlose Glückseligkeit bringen.

Sie werden sich als "Führer, Philosoph und Freund erweisen" und dir in Zeiten von Schwierigkeiten oder Krankheit sehr wohl dienlich sein. In der Tat wirst du sie bald als die größte Wohltat überhaupt betrachten, die jemals in dein Leben gekommen ist.

Sie werden dich füllen mit Mut, Hoffnung, Gesundheit, Erfolg, Macht und Kraft, verlängertem Leben, einem strahlenden Gesichtsausdruck und einer magnetischen Persönlichkeit.

Du wirst nun wahrscheinlich etwas über Victor S. Perera wissen wollen, mit dem ich beim Verfassen dieses Werkes zusammengearbeitet habe.

Er wurde am 21.2.1897 in Matata, auf der Insel Ceylon (heute Sri Lanka, Anm. d. Ü.), Indien, geboren.

Er hatte singhalesische Eltern und wurde als Christ erzogen. Seine frühe Erziehung war auf Singhalesisch[1],

---
[1] Singhalesisch ist die Sprache der Singhalesen, der größten ethnischen Gruppe Sri Lankas. Sie gehört zum indoarischen Zweig der indoiranischen Untergruppe der indogermanischen Sprachen. Es wird auch der von der Eigenbezeichnung siṁhala

seiner Muttersprache, aber er wurde später auf Englisch ausgebildet und ging an ein englisches College.

Er war von zarter Gesundheit, was ihn ruhig und zurückhaltend machte, aber er hatte ein wunderbares Gedächtnis, was ihn bald zum Klassenbesten in allen möglichen Fächern werden ließ. Aufgrund seiner andauernden Krankheit verließ er das College im Jahre 1915 als Undergraduate der Cambridge University.

Es war seine Absicht, Medizin zu studieren, aber seine Krankheit verhinderte das und führte dazu, dass er 1917 Lehrer wurde.

Er hat 1923-24 für den *Indian Recorder* Berichte über *"Das Funktionieren des Gesetzes des Karma"* geschrieben, welche die höchsten Lehren, die der Welt lange verloren waren, wiedergaben und von dem Funktionieren des Gesetzes von Ursache und Wirkung auf der geistigen Ebene berichteten. Die Artikel erhielten die höchste Wertschätzung.

Die wichtigen Tatsachen, die in diesem Werk enthalten sind, werden dir ein Zepter der Macht in die Hand legen, mit dem du den Weg zur Gesundheit, zum Erfolg und einem überschwänglichen Leben öffnen kannst.

Du wirst herausfinden, dass sie eine unschätzbar

---

abgeleitete Name Sinhala verwendet. Sie wird von etwa 16 Millionen Menschen vorwiegend in Sri Lanka, wo sie seit 1958 auch erste Amtssprache ist, gesprochen. Singhalesisch verfügt über eine eigene Schrift. Die am engsten mit dem Sinhala verwandte Sprache ist das auf den Malediven gesprochene Dhivehi. (Quelle: de.wikipedia.org/ wiki/Singhalesische_Sprache)

wertvolle Nachricht enthalten, die Trost für deine geistigen Wunden in Zeiten der Not bringen. Du wirst zu fühlen beginnen, dass du dir einen lebenslangen Traum erfüllt hast, und wirst oft bedauern, dass diese Informationen nicht schon viel früher zu dir gekommen sind.

Und, als Bestes von allem, wirst du in diesen Lektionen nichts finden, was nur auch auf irgendeine Art und Weise mit den von dir gehaltenen religiösen Prinzipien in Konflikt stünde.

Auf der anderen Seite werden deine spirituellen Überzeugungen gestärkt, weil du herausfindest, dass die Wahrheit in allen Ländern und zu jeder Zeit dieselbe ist, unabhängig von dem Namen, den sie trägt oder der Art und Weise ihrer Darstellung.

Möge diese Nachricht, die von mir selber und meinem Mitarbeiter in Ceylon, der "Perle auf der Augenbraue Indiens", dem "Eden der westlichen Welle" verfasst wurde, lange bei dir bleiben und dir eine Welt von Licht und Leben bringen, und Schönheit, strahlend mit Freude und Jugend.

Charles F. Haanel
University City, U.S.A

TEIL EINS

Dieser Teil erzählt dir von einer ungewöhnlichen Entdeckung, die von Hindu-Wissenschaftlern gemacht wurde — wie und warum gewisse Praktiken einen positiv, mutig, leidenschaftlich machen, sowie einen herausragenden Charakter schaffen, während andere einen furchtsam, demütig, gehorsam und religiös machen. Dies ist eines der erstaunlichen Geheimnisse der Yogis und ist ein Vielfaches des Wertes vom Preis des ganzen Kurses.

IDA, PINGALA UND SUSHUMNA

1. Wenn wir den menschlichen Körper entlang einer vertikalen Linie in zwei Hälften teilen, könnten wir beobachten, dass die meisten Organe, welche dafür vorgesehen sind, gewisse Funktionen des Körpers auszuführen, aus zwei symmetrischen Teilen bestehen: einer befindet sich auf der rechten Hälfte des Körper und der andere auf der linken Hälfte.

2. Folglich sind Gehirn, Augen, Ohren, Nase, Arme, Lungen, Nieren, Hoden oder Eierstöcke und Beine alles doppelte Organe oder Teile, wovon jeweils eines davon auf der rechten und das andere auf der linken Seite des Körper liegt.

3. Dies ergibt sich dadurch, dass der Mensch ein Magnet mit zwei Polen ist, der genau wie alle anderen Körper magnetische Eigenschaften besitzt.

4. Die rechte Seite des Körpers repräsentiert den positiven Pol, während die linke Seite den negativen Pol vertritt.

5. Spirit, Geistessubstanz, astrale Substanz, Äther und Materie, sie alle manifestieren zwei Pole: den positiven und den negativen Pol. Dies ist ein unumstößliches Gesetz des Universums. Mann und Frau, heiß und kalt, Nord und Süd, Ost und West, Licht und Dunkelheit, Tag und Nacht. Sie alle repräsentieren die zwei Pole einer jeden beständigen Einheit.

6. Der positive Pol offenbart Charakteristika bzw. Eigenschaften, die jenen des negativen Pols diametral entgegengesetzt sind. Die Funktionen des einen Pols unterscheiden sich gänzlich von denen des anderen.

7. Jeder Pol des Körpers, der magnetische Eigenschaften besitzt, ist so beschaffen, dass er eine feinstoffliche Energie von seiner und an seine Umgebung — einer subtilen Form von Energie — absorbiert (einatmet), ansammelt (behält) und ausstrahlt (abgibt).

8. Die Energie, die durch den positiven Pol aufgenommen und ausgestrahlt wird, unterscheidet sich von der Energie, die vom negativen Pol aufgenommen und ausgestrahlt wird. Aber an der Stelle, an dem sich der positive Pol und der negative Pol teilen, besitzt der Körper weder die Charakteristiken des positiven noch des negativen, sondern eine Kombination von beiden.

9. Das ist eine Wahrheit über den menschlichen Organismus. Die rechte Seite des Körpers bildet den positiven Pol und die linke Seite den negativen Pol des menschlichen Magneten.

10. So wie die Energie fließt und sich bewegt, so hat sie auch die Kontrolle über die Materie.

11. Äther ist statische Energie. Er füllt allen Raum und durchdringt alle Festkörper und Gase zur Gänze.

12. Äther besteht aus positiven und negativen elektromagnetischen Ladungen.

13. Wenn irgendein Körper, der magnetische Eigenschaften besitzt, aufhört Energie von dem ihn umgebenden Raum aufzunehmen und auszustrahlen, stellt er seine magnetischen Tätigkeiten ein.

14. Er ist dann tot.

15. Jeder Mensch, von der Geburt bis zum Tod, führt die Tätigkeit des Atmens aus: einatmen, zurückhalten und ausatmen.

16. Mit jedem Atemzug nimmt er nicht nur Luft auf, sondern auch Äther oder pranische Energie, welche die Luft durchdringt.

17. Luft wird durch die Nasenflügel eingeatmet — den rechten und den linken.

18. Die eingeatmete Luft passiert das Innere der Nase, die Rachenhöhle, den Kehlkopfs, die Luftröhre, die Bronchien und erreicht dann die Lunge.

19. Die Lunge erhält die eingeatmete Luft und absorbiert daraus den Sauerstoff, welcher sich mit dem Blut vermischt.

20. Wenn der Sauerstoff mit dem Blut in Kontakt kommt, findet eine Form von Verbrennung statt. Das Blut nimmt den Sauerstoff auf und gibt das kohlensäurehaltige Gas frei, welches von der Lunge

bei jeder Ausatmung abgesondert wird.

21. Die Hindu-Wissenschaftler haben entdeckt, dass der Atem nicht immer gleichzeitig durch beide Nasenflügel fließt. Sie fanden heraus, dass der Atem für eine gewisse Zeit jeweils nur durch einen Nasenflügel fließt und während des Tages von Zeit zu Zeit für eine kurze Dauer durch beide Nasenflügel fließt.

22. Doch anstatt Unordnung oder den Wunsch nach Einheitlichkeit im Ablauf des Atmens im Menschen zu finden, fanden sie in allen atmenden Dingen Gesetz, Ordnung und Rhythmus, die alle Erscheinungen des Universums beherrschen — vom Bedeutungslosesten oder Banalsten bis hin zum Verblüffendsten.

23. Sie haben entdeckt, dass bei Personen mit normaler Gesundheit der Atem für beinahe sechzig Minuten durch einen Nasenflügel fließt und dann zum anderen wechselt, um für ein Intervall gleicher Länge dort zu fließen.

24. Jede Stunde wechselt die Atmung von einem Nasenflügel zum anderen; jeden Tag fließt der Atem in zwölf abwechselnden Stunden durch den linken und die anderen zwölf Stunden durch den rechten Nasenflügel.

25. Wenn der Atem durch einen Nasenflügel fließt, gibt es keinen Atemfluss des anderen. Erst wenn die Zeit kommt, um den Atemablauf zum anderen hin

zu ändern, geschieht dies.

26. Es gibt in der Wirbelsäule zwei Nervenstränge, genannt Ida und Pingala, außerdem einen hohlen Kanal, Sushumna genannt, welcher durch das Rückenmark läuft.

27. Jedes Mal wenn wir atmen, breiten sich Luft wie auch Äther entlang des Ida Nervs und auch des Pingala Nervs aus, und nach der Auf- und Abzirkulation kommen sie durch die Nasenflügel wieder heraus.

28. Der Ida Nerv beginnt im linken Nasenflügel an der Nasenwurzel, genau dort wo der Atemfluss des linken Nasenflügels mit dem rechten zusammenläuft; er passiert das Kleinhirn und das verlängerte Rückenmark, läuft entlang der linken Seite der Wirbelsäule hinunter und endet am unteren Ende der Wirbelsäule.

29. Ähnlich beginnt der Pingala Nerv im rechten Nasenflügel, passiert das Kleinhirn und das verlängerte Rückenmark, durchläuft die rechte Seite der Wirbelsäule und endet an seiner Basis.

30. Der Sushumna Nerv oder auch Kanal, obwohl nicht direkt mit beiden Nasenflügeln verbunden, beginnt an der Basis des Hirns oder des Kleinhirns, läuft die zentrale Höhlung entlang der Wirbelsäule hinunter und endet am Steißbein, wo Ida, Pingala und Sushumna verbunden sind.

31. Innerhalb der Nasenwurzel, wo sich beide Nasenwände berühren und Ida und Pingala Nerven beginnen, ist einer der vitalsten Punkte im Körper. Dieser Punkt ist sehr empfindlich und stellt eine eigene Art von Intelligenz dar.

32. Hier befinden sich die Wurzeln der Ida und Pingala Nerven. Ihre Empfindsamkeit und Intelligenz wird dadurch dargestellt, dass sie aus jedem Atemzug, der die Nasenflügel passiert, ätherische Elektronen aussondern.

33. Innerhalb der inneren Kammer eines jeden Nasenflügels gibt es ein Tor oder einen Verschluss von knorpeliger Beschaffenheit. Diese Tore werden von diesem vitalen Zentrum kontrolliert. Wenn der Atem durch einen Nasenflügel strömt, steht sein Tor offen, während sich das andere schließt. Dieser Punkt ist deshalb ein Vitalzentrum, da Gesundheit oder Krankheit, Erfolg oder Versagen, Gewinn oder Verlust, Leben oder Tod, die Resultate des Wirkens dieses Zentrums sind.

34. Die planetarischen Strahlen laufen an diesem Punkt zusammen und kontrollieren seine Funktionen. An diesem Punkt liegt das Ruder, welches das menschliche Leben kontrolliert. Daher muss ein Yogi lernen, dieses vitale Zentrum zu kontrollieren und den Ablauf des Atems in dem erforderlichen Ausmaß zu ändern, welches benötigt wird, um die gewünschten Ergebnisse zu erlangen.

35. Wenn der Atem durch den Pingala Nerv — oder den rechten Nasenflügel — fließt, ist der Ida Nerv untätig, oder schlummernd, und das Tor des linken Nasenflügels bleibt geschlossen. Gleiches gilt, wenn der Atem durch den Ida Nerv — oder den linken Nasenflügel — fließt, schlummert der Pingala Nerv und das Tor des rechten Nasenflügels bleibt geschlossen. Aber wenn der Atem durch den Sushmna Nerv — oder durch beide Nasenflügel — fließt, sind die Tore beider einen Spalt breit offen und sowohl Pingala als auch Ida Nerv sind voll aktiv.

36. Wenn der Atem durch den rechten Nasenflügel fließt, selektiert der Pingala Nerv von jedem Atemzug die positiven Elektronen, die im die Luft durchdringenden Äther enthalten sind, und trägt einen positiven elektromagnetischen Fluss an der rechten Seite der Wirbelsäule hinunter.

37. Weil die rechte Seite positiv ist, weisen Leute, bei denen der Atem hauptsächlich durch den rechten Nasenflügel fließt, positive Eigenschaften auf, wie zum Beispiel eine streitbare Gemütsverfassung und manchmal eine ungewöhnliche Angriffslust.

38. Bei manchen Männern ist die ungezügelte sexuelle Leidenschaft das Ergebnis eines übermäßigen Atemflusses durch das rechte Nasenloch.

39. Gleichermaßen trägt der Ida Nerv Ströme negativer Elektronen an der linken Seite der Wirbelsäule

hinunter, wenn die Atmung durch den linken Nasenflügel fließt.

40. Wenn der Atemfluss im linken Nasenflügel des Menschen vorherrscht, manifestiert er negative Eigenschaften, wie zum Beispiel Angst, Scheu, Unterwürfigkeit, Demut, Gehorsam und ähnliche Eigenschaften, jedoch auch Tugenden wie z.B. Ehrlichkeit, Freundlichkeit, Wohlwollen, Ehrfurcht und Spiritualität.

41. Sowohl positive als auch negative elektromagnetische Strömungen, die abwechselnd durch den Pingala und den Ida Nerv laufen, treffen sich am Solarplexus und anderen sympathischen Nervensystemen, welche entlang der Wirbelsäule liegen. Sie versorgen ihn mit Prana für die Erhaltung des menschlichen Mechanismus.

42. So wie die zahlreichen Verzweigungen, die Pingala und Ida Nerven hervorbringen, sind alle Nervengeflechte des sympathischen Nervensystems mit dem Hirn- und Rückenmarksystem verbunden. Dort wird die ätherische Energie, die Pingala und Ida Nerven befördert, von den verschiedenen Nervengeflechten gespeichert, deren erster der Solarplexus ist.

43. Wenn der Atem gleichermaßen durch Sushumna —oder beide Nasenflügel— fließt, tragen beide Pingala und Ida Nerven ihre jeweiligen Strömungen gleichzeitig die Wirbelsäule hinunter. Wenn diese

Strömungen die Wirbelsäule hinabfließen, verteilen sie auch ihren Reichtum unter den verschiedenen Nervensystemen. Der Rest wird an die Basis der Wirbelsäule befördert, wo sich beide treffen. Dort stellen sie Prana für den Sushumna Kanal bereit.

44. Das sympathische Nervensystem hat sein Zentrum im Solarplexus und ist der Kanal jener geistigen Handlung, die unbewusst die lebenswichtigen Funktionen des Körpers unterstützt.

45. Die Verbindung zwischen Rückenmark und sympathischem Nervensystem wird vom Vagus Nerv hergestellt, der von der Hirnregion als Teil des somatischen Nervensystems zum Thorax verläuft, teilweise in Herz und Lunge abzweigt und schließlich das Zwerchfell durchdringt. Dabei verliert er seine äußere Hülle und geht in die Nerven des sympathischen Nervensystems über. Auf diese Weise bildet er eine Verbindung zwischen den beiden Nervensystemen und macht aus dem Menschen physisch eine Einheit.

46. Das zerebrospinale System (das des Rückenmarks, Anm. d. Ü.) ist das Organ des Wachbewusstseins (oder des bewussten Verstandes, Anm. d. Ü.), das sympathische Nervensystem das Organ des Unterbewusstseins. Das Rückenmark ist der Kanal, durch den wir von den physischen Sinnen bewusste Empfindungen empfangen und der Kontrolle auf die Bewegungen des Körpers ausübt. Dieses Nervensystem hat sein Zentrum im Gehirn.

47. Wenn der Solarplexus aktiv ist und Leben und Energie und Lebenskraft an jeden Teil des Körpers und an jeden, auf den du triffst, ausstrahlt, sind die Empfindungen angenehm, der Körper erfüllt mit Gesundheit, und all jene, mit denen du in Kontakt kommst, empfinden ein angenehmes Gefühl.

48. Wenn du Mut und Kraft zu entwickeln wünschst und weniger furchtsam und mehr aggressiv sein willst, dann übe es, durch den rechten Nasenflügel zu atmen. Am Anfang wirst du es für erforderlich halten, den linken Nasenflügel mit dem Zeigefinger zu schließen, aber allmählich wirst du die Kontrolle erlangen, und schließlich wirst du die Nasenflügel nach Belieben schließen können.

49. Wenn du wünschst, geistige Qualitäten wie Wohlwollen, Ehrfurcht, Ehrlichkeit, Freundlichkeit, Fröhlichkeit oder Güte zu kultivieren, dann solltest du die Atmung durch das linke Nasenloch praktizieren.

50. Die Informationen, die in diesem Teil enthalten sind, sind so überraschend, so einmalig, so nützlich, so erstaunlich und zuverlässig, dass wir uns bewusst werden, dass alle Studenten, welche das Glück haben, diese Reihe erstaunlicher Geheimnisse zu erhalten, keine Zeit verlieren werden, um die Fesseln der Knechtschaft, des Missverständnisses und der Tradition, durch die sie versklavt wurden, zu brechen.

51. Teil 2 beinhaltet ein Geheimnis von gleicher oder noch größerer Bedeutung: er erzählt, wie viele Menschen Übel und Unglück anziehen, während andere Glückseligkeit und Vermögen anziehen. Er erzählt auch, wie die mächtigen Wundertäter Indiens sich selbst zu jedem Ort nach Belieben projizieren. Dies ist eines der Geheimnisse, die bis jetzt nur mündlich weitergegeben wurden. Es wurde nur selten, wenn überhaupt, schriftlich veröffentlicht.

FRAGEN UND ANTWORTEN

1. *Das Gehirn, Augen, Ohren, Nase, Arme, Lungen, Nieren, Hoden oder Eierstöcke und Beine sind alles doppelte Organe oder Teile. Warum ist das so?*

   Weil der Mensch ein Magnet mit zwei Polen ist.

2. *Gilt das nur für den Menschen?*

   Nicht nur der Mensch ist ein Magnet, sondern auch alle anderen Körper, die magnetische Eigenschaften darstellen.

3. *Welche Seite des Körpers ist der positive Pol? Welche der negative?*

   Die rechte Seite des Körpers repräsentiert den positiven Pol, während die linke Seite den negativen Pol darstellt.

4. *Was passiert, wenn ein Körper aufhört, die magnetischen Eigenschaften der Umgebung aufzunehmen und abzustrahlen?*

   Seine magnetischen Eigenschaften enden; er ist dann tot.

5. *Fließt der Atem ständig durch beide Nasenlöcher?*

   Von Zeit zu Zeit während des Tages fließt der Atem für kurze Abstände durch beide Nasenflügel. Generell aber fließt der Atem für eine bestimmte Zeit nur durch ein Nasenloch.

6. *Wie fließt bei einem gesunden Menschen normalerweise der Atem?*

   Bei gesunden Menschen fließt der Atem für nahezu sechzig Minuten durch den einen Nasenflügel und wechselt dann zum anderen, um dort dann für die gleiche Dauer zu fließen.

7. *Wie werden Menschen beeinflusst, bei denen der Atem des rechten Nasenflügels vorherrscht?*

   Weil die rechte Seite positiv ist, weisen Leute, bei denen der Atem vorherrschend durch den rechten Nasenflügel fließt, positive Charakteristiken auf, z.B. eine streitbare Gemütsverfassung und manchmal eine ungewöhnliche Angriffslust. Bei manchen Männern ist eine ungezügelte sexuelle Leidenschaft das Resultat einer exzessiven Atmung durch den rechten Nasenflügel.

8. *Wie werden die Menschen beeinflusst, bei denen der Atem des linken Nasenflügels vorherrscht?*

   Da die linke Seite negativ ist, weisen Leute, deren Atem vorherrschend durch den linken Nasenflügel fließt, negative Charakteristiken auf, z.B. Angst, Furchtsamkeit, Ergebenheit, Demut, Gehorsam usw., jedoch auch Tugenden wie Ehrlichkeit, Freundlichkeit, Wohlwollen, Ehrfurcht oder Geistigkeit.

9. *Wo treffen sich die Nerven Pingala und Ida?*

   Die Ida und die Pingala Nerven beginnen jeweils in dem linken, bzw. im rechten Nasenloch, gehen dann durch das Kleinhirn, das Rückenmark und laufen jeweils entlang der linken und rechten Seite des Rückenmarks entlang. Sie enden beim Steißbein —oder dem verkümmerten menschlichen Schwanz—, dem letzten dreieckigen Knochen der Wirbelsäule, wo sie sich schließlich treffen.

10. *Was passiert, wenn der Atem durch beide Nasenflügeln gleichzeitig fließt?*

Wenn der Atemfluss beider Nasenlöcher gleich ist, sind die Tore von beiden halb offen. Dann sind Ida und Pingala beide vollständig aktiv. Sie tragen ihre jeweiligen Ströme ätherischer Energie gleichzeitig zur Wirbelsäule hinunter. Diese Ströme teilen beim Fließen ihre Wohltat unter den verschiedenen Systemen des sympathischen Nervensystems auf und transportieren den Rest bis zur Basis der Wirbelsäule, wo sie sich treffen. Dort stellen sie Prana, wie die Yogis die ätherische Energie nennen, für den Sushumna Kanal bereit, der durch den Kanal des Rückenmarks von der Basis des Gehirns abwärts läuft, um sich dort mit den Ida und Pingala Nerven im Steißbein zu verbinden.

TEIL ZWEI

Dieser Teil erzählt dir von einer einfachen Methode, durch die viele Böses und Unglück anziehen, andere wiederum Freude und Glück und ein langes Leben oder das Gegenteil. Diese Methode ist aller Wahrscheinlichkeit nach nie zuvor offenbart worden. Er erzählt auch von den vielen mächtigen Wunderarbeitern in Indien und den Methoden, durch die sie ihren Astralkörper schweben lassen oder denselben nach Belieben zu irgendeinem gewünschten Ort schicken, mit der Absicht, verborgene Erkenntnisse zu erlangen. Dieses ist ein weiteres der erstaunlichen Geheimnisse, die nie zuvor offenbart wurden.

LEVITATION DES ASTRALKÖRPERS

1. Der Mensch ist ein Magnet. Jeder Magnet hat zwei Pole, den positiven (Nordpol) und den negativen (Südpol). Wenn irgendein Magnet von beliebiger Größe, der beide Pole in einem Stück hat, in zwei oder sogar in 200 Stücke geschnitten wird, wird jedes abgetrennte Stück genau wie der ursprüngliche Magnet sein und auch zwei Pole besitzen.

2. Alle Stabmagnete wenden, ausgehend von ihrer Mitte, einen Pol dem Norden und den anderen dem Süden zu. So ist das Gesetz und es ist unveränderlich. Aber der Pol des Magneten, der sich dem Norden zuwendet, ist nicht tatsächlich der nördliche Pol, sondern das Gegenteil, der südliche, da sich im Magnetismus gleiche Pole abstoßen.

3. Die Erde ist ein riesiger Magnet.

4. Der Mensch als Magnet betrachtet kann auf dreierlei Weise geteilt werden, in jeder von ihnen zeigen sich die Qualitäten der positiven und negativen Pole.

5. Teilt man den Menschen in eine rechte und linke Hälfte, dann ist die rechte Hälfte der positive Pol und die linke Hälfte der negative.

6. Teile den menschlichen Körper wiederum in den oberen und den unteren Teil, dann ist der obere

Teil der positive Pol und der untere der negative.

7. Teile ihn wiederum in die so genannte ventrale/vordere und dorsale/hintere Seite, dann ist die Vorderseite der positive Pol und die dorsale Seite der negative Pol.

8. Ähnlich, wenn wir die Erde in nördliche und südliche Hemisphären teilen, ist die nördliche der positive Pol und die südliche der negative Pol.

9. Wenn wir wiederum die Erde in östliche und westliche Hemisphären teilen, ist die östliche der positive Pol, während die westliche der Negative ist.

10. Die Hindu Weisen haben entdeckt, dass wenn eine Person mit dem Kopf nach Nord, Süd, Ost oder West schläft, sie verschiedene Bedingungen in ihr Leben zieht, die vom Verhältnis seiner magnetischen Pole zu jenen der Erde abhängig sind.

11. Sie lehrten, dass das Liegen in Richtung Norden und Süden Frieden, Komfort und Langlebigkeit bringt; liegen nach Ost und West verursacht gegenteilige Bedingungen.

12. Dr. Fere hat 1905 die Theorie für die französische Biologiegesellschaft überprüft und ist zu einem ähnlichen Schluss gekommen. Kürzlich (1912, Anm. d. Ü.) haben zwei andere französische Ingenieure, Edmond Duchatel (unbek.) und Rene

Warcollier (1881-1962), die Theorie getestet und fanden sie (in ihrem gemeinsamen Werk „Wunder des Willens", Anm. d. Ü.) bestätigt. Sie sind sogar einen Schritt weitergegangen und beschlossen, dass Menschen nicht nur von Norden nach Süden schlafen müssten, sondern auch von Osten nach Westen arbeiten sollten. Ohne zu erklären, ob das Gesetz auf magnetischen terrestrischen Strömungen oder auf den Drehbewegungen der Erde basiert, schlossen sie daraus, dass alle Arbeiten, die in Nord-Süd Bewegungen durchgeführt worden sind, eine nutzlose Verschwendung der Bemühungen sind. Sie drängten nicht nur auf die Umstellung der Betten, sondern auch auf das Umstellen der Werkstatttische, um beste Ergebnisse zu sichern.

13. Während eines jedes lunaren Monats, wo der Mond die 12 Tierkreiszeichen durchläuft, fließt die negative ätherische Strömung zu einem anderen Teil des Körpers. Sie wandert von den Zehen nach oben zum Kopf (welches vom Zeichen des Widder bestimmt wird, Anm. d. Ü.) und von der Spitze des Kopfs wieder zurück zu den Zehen (hier die Fische, Anm. d. Ü.) und macht so einen vollständigen Kreislauf. Es wird gesagt, dass das Einflusszentrum oder der Teil des Körpers, an dem sich die negative ätherische Strömung konzentriert, eine verwundbare Stelle des Körpers für diesen Tag ist.

14. Auf dieselbe Art durchwandert der zentrale Schwerpunkt des positiven ätherischen Stroms

einen Teil des Körpers nach dem anderen, auch einen vollständigen Kreislauf beschreitend.

15. Wenn beim Fasten der Magen beraubt ist von Speise, drängt Luft in den Magen und füllt das Vakuum aus. Die Yogis glauben, dass das Ausfüllen des Magens mit Luft hilft, verschiedene geistige Kräfte zu entwickeln, wie zum Beispiel Hellsehen oder Heilkraft. Zu diesem Zweck trinken oder schlucken einige Yogis tatsächlich mehrmals am Tag Luft. Dieses bewusste Schlucken von Luft ist nicht nur förderlich, sondern es gibt auch Personen, welche die Kontrolle über die Muskeln des Schlundes und des Magens praktizieren. Es wird wie folgt gemacht:

16. Schließe den Mund und platziere die Zunge so, dass sie nur das Dach des Mundes über den Zähnen berührt. Atme Luft durch die Nasenflügel ein und schließe dann den Kehlkopfdeckel, schlucke sie oder schicke sie den Schlund hinunter durch die Wirkung der Zungenwurzel und der Kehle.

17. Die eingeweihten Yogis Indiens sind seit dem frühesten Altertum als mächtige Wunderarbeiter berühmt gewesen. Dies ist kein orientalisches Märchen, sondern eine mit unwiderlegbaren Beweisen geschwängerte Wahrheit. In den

glorreichen Tagen Indiens war Okkultismus[1] die Mode der Elite des Landes, und viele würdige Söhne Hindustans haben ihr Heim und Herd für einen ruhigen Fleck in waldiger Einsamkeit geopfert, um die höchste Stufe der Einweihung auf der Erde zu erreichen.

18. Die wunderbare Tatsache, den Astralkörper durch Willenskraft schweben zu lassen und ihn nach Belieben an irgendeinem gewünschten Ort durch Luftbewegung zu transportieren, so wurde gesagt, sei eine alltägliche Leistung dieser Meister. Nun zur Methode:

19. Unseren physischen Körper umgibt ein genaues Gegenstück unseres Körpers, welcher aus ätherischen Substanzen mit einer sehr hohen Schwingungsrate

---

1   Okkultismus (v. lat.: occultus = verborgen, verdeckt, geheim) ist im engeren Sinn ein im 19. Jahrhundert von Eliphas Lévi begründeter Bereich der Esoterik. Die Bezeichnung wird jedoch häufig auch in einem weiteren Sinn für ähnliche Formen der Esoterik oder für die Esoterik insgesamt gebraucht. (Quelle: http://de.wikipedia.org/wiki/Okkultismus).

In diesem Sinne ist auch noch der Begriff Theosophie erwähnenswert, der von Wikipedia wie folgt beschriebn wird: Das Wort Theosophie (griechisch „Gottesweisheit") bezeichnet allgemein religiöse Bestrebungen, Erkenntnisse über Gott oder das Göttliche auf einem Weg übersinnlicher Schauung zu suchen, wie sie in den mystischen Lehren von Jakob Böhme, Friedrich Christoph Oetinger und Louis Claude de Saint-Martin, der jüdischen Kabbala, in Teilen des islamischen Sufismus und der antiken Gnosis auftreten. In einem engeren Sinn bezeichnet Theosophie die durch die Okkultistin Helena Petrovna Blavatsky (1831–1891) begründete esoterische Weltanschauung. Diese nimmt insbesondere Bezug auf Inhalte indischer Religiosität und Spiritualität, erhebt aber den Anspruch, einen gemeinsamen, wahren Kern in allen Religionen aufzeigen zu können und daher eine „allumfassende Bruderschaft der Menschheit" zu begründen.

zusammengesetzt ist. Weder ist es reine Materie noch ist es reine Kraft. Es ist aus etwas sehr Feinem, aber weitaus Hartnäckigerem zusammengesetzt als irgendetwas, das als Materie bekannt ist.

20. Dieses Akasa Material des Körpers ist in der Wissenschaft des Yogis die überempfindliche Substanz, die allen Raum und alle Körper durchdringt. Der Körper, der aus dieser Substanz geformt ist, wird Astralkörper genannt.

21. Sitze aufrecht und nach Osten ausgerichtet auf einem Stuhl, der entweder auf einer Tigerhaut, Hirschhaut, einem Gummiteppich oder auf einer großen, dicken Glasplatte steht. Lass deine Füße leicht über der Haut oder der Glasplatte ruhen.

22. Am unteren Ende des Sushumna Kanals befindet sich „der achtblättrige Lotus der Kundalini". Er ist von dreieckiger Form, und in ihm befindet sich eine in der Symbolsprache der Yogis *Kundalini* genannte, sich aufwärts windende Kraft.

23. Wenn die Kundalini erwacht, versucht sie sich durch diesen hohlen Kanal zu zwängen, und während sie Schritt für Schritt emporsteigt, öffnet sich der Geist Schicht um Schicht. Dann kommen Visionen und wunderbare Kräfte zum Yogi. Wenn sie das Gehirn erreicht, ist der Yogi vom Körper und Geist vollkommen losgelöst; die Seele empfindet sich selbst als frei.

24. Schreibe die Abbildung „8" horizontal. Man sieht,

dass es zwei Teile gibt, die in der Mitte verbunden sind. Lege nun mehrere dieser „8" Figuren übereinander. Diese stellen das Rückenmark dar. Die linke Seite ist der Ida, die rechte der Pingala und der hohle Kanal, der durch die Mitte des Rückenmarks verläuft, ist der Sushumna. Wo das Rückenmark in einigen von den Lendenwirbeln endet, zeigt sich eine feine Faser. Der Kanal befindet sich in dieser Faser, nur viel feiner.

25. Der Kanal ist am unteren Ende geschlossen, welches sich in der Nähe des Kreuzbeingeflechts befindet. Dieses hat gemäß moderner Physiologie eine dreieckige Form.

26. Praktiziere für 30 Minuten täglich die folgende Übung des rhythmischen Atmens. Schließe das rechte Nasenloch mit dem rechten Daumen und atme durch die linke Seite ein; jetzt schließe beide Nasenlöcher und halte ihn zurück und atme dann durch die linke Seite aus. Atme 8 Herzschläge zählend ein; halte ihn 4 Herzschläge zurück; atme 8 Herzschläge zählend aus; der Abstand zwischen den Atemzügen beträgt 4 Herzschläge. Das ist im Verhältnis von 2:1:2:1. Mit etwas Praxis erhöhe die Zeit des Einatmens auf 12, 16 und 24 Herzschläge, die Zeit des Zurückhaltens, Ausatmens und des Abstands im gegebenen Verhältnis erhöhend.

27. Wenn du diese Übung beibehältst, so wird gesagt, kannst du dich eines Tages körperlich in die Lüfte

erheben mit einer unsichtbaren Kraft, d.h. durch die Kraft angesammelten Pranas. Das ist die erste Phase der Levitation.

28. Wenn diese Stufe geistiger Entwicklung erreicht worden ist, wirst du wenig oder keine Schwierigkeiten mehr im Projizieren deines Astralkörpers haben.

29. Du hast oft die elementaren Stufen der Projektion erfahren, obwohl du dir dessen nicht bewusst warst oder sie als solche erkannt hast. Bist du nie teilweise bei Bewusstsein gewesen, als dein Körper zuckte und er tatsächlich hochfuhr, während du dich beinahe im Schlaf befandest? Hast du unter manchen Bedingungen nicht mal das Gefühl des Fallens, Schwindels, Schwebens, Rotierens oder Vibrierens gehabt?

30. Sie alle sind das Resultat des Lösens des psychischen Körper vom physischen, was natürlich eine Störung des Nervensystems hervorruft.

31. Wenn ein Kind herumwirbelt, wird ihm schwindlig. Warum? Weil der psychische Körper vom physischen gelöst wurde. Es ist eine bekannte Tatsache, dass die Yogis oft „wirbeln", um den Astralkörper zu projizieren.

32. „Da bildete Gott der HERR den Menschen, Staub von der Erde, und blies den Odem des Lebens in seine Nase, und also ward der Mensch eine lebendige Seele". Betrachte dieses Zitat von einem

esoterischen Standpunkt aus. Die Energie, die vom psychischen Körper erzeugt wird und die das Physische durchdringt, ist Prana, oder „der Atem des Lebens". Ohne solche Schwingungskräfte würde der Körper zu den ursprünglichen irdischen Elementen zurückkehren, aus denen er zusammengesetzt ist —Staub zu Staub.

33. Das Astrale ist der vitale Teil von uns, die tatsächliche Hülle der Seele. Das Physische wird bloß von der Astralenergie vorangetrieben und ermöglicht es dir, auf die körperliche Ebene einzuwirken.

34. Wenn der psychische Körper aus seinem physischen Gegenstück herausgelöst ist, wird es mit dem physischen verbunden, welche die Mystiker aus allen Zeiten „Die Silberschnur" genannt haben. In Wirklichkeit ist diese Schnur ein Energiestrom, ähnlich in der Intensität wie ein elektrischer Strom. Sie ist von einer gräulich-weißen Farbe und pulsiert wie ein lebendiges Geschöpf. In der Tat, wenn wir diese Schnur während eines projektierenden Bewusstseinszustands beobachten, erscheint sie fast lebendig und intelligent zu sein. Wenn der Astralkörper dem Physischen sehr nah ist, hat sie über einen Zoll (ca. 2,54cm) Durchmesser, obwohl sie durch seine Helligkeit breiter erscheint. Die Schnur wird dünner und feiner, je mehr sich der physische Körper vom Astralkörper entfernt.

35. Die Silberschnur verlässt den physischen Körper an

der Stirn und verbindet sich mit dem psychischen Körper am Hinterkopf. Solange die Projektion relativ dicht an dem physischen Körper ist, wirst du ein Pochen am Hinterkopf fühlen und wirst ein ähnliches Pochen oder Pulsieren in der Schnur sehen. Die Schnur ist das Mittel, durch das der physische Körper mit Lebensenergie versorgt wird, während der psychische „da draußen" ist.

36. Wenn die Astralschnur abgetrennt werden sollte, dann würde sofort der Tod eintreten, weil der Körper von einer Versorgung mit Lebenskraft abgeschnitten werden würde.

37. Während der Projektion kannst du auch den Atem anhalten, aber das ist sehr gefährlich. Es hat den Tod verursacht, weil es sich in die rhythmische Tätigkeit der Schnur eingemischt hat, was eine Überlastung im physischen Körper zur Folge hatte. Diese Schnur übt eine ziemliche Anziehung auf das Psychische aus, bis eine beträchtliche Entfernung die zwei Körper trennt. Es ist wahr, dass du Willenskraft dafür benutzen musst, um über die Kraft der Schnur voranzukommen. Wenn es dir gelingt, eine gute Entfernung vom Körper voranzuschreiten, wird die Anziehung allmählich weniger und weniger, bis es überhaupt kein Gefühl mehr von dieser Quelle gibt.

38. In der Verlängerung des Lebens haben die Weisen entdeckt, dass der Atem an erster Stelle kommt, das Essen an zweiter und das Trinken an dritter.

Nach tiefgehenden Forschungen im Reich der Minerale, der Pflanzen und der Tiere haben sie viele Geheimnisse entdeckt, die es ermöglichen würden, sich zu verjüngen und das Leben zu verlängern. Sie haben entdeckt, dass sich gewisse Tiere wie z.B. Vögel, Schlangen, Reptilien, Frösche, Rehe, Rothirsche usw. sogar ohne großartige Nahrungsaufnahme verjüngen können, weil die meisten von ihnen mehr von der Luft abhängig sind als von Nahrung und Wasser. Oft sind diese Tiere gezwungen, tagelang ohne Nahrung oder Wasser zu leben. Um dieses auszugleichen, pumpen sie ihre Lungen voll mit Luft und halten öfters für eine Zeit lang den Atem an. Luft ist für sie Nahrung, Wasser und Elixier des Lebens. Man sagt, dass Hirsche durch jede Pore ihrer Haut atmen können, wenn sie mit Blitzgeschwindigkeit laufen, und ihre Fähigkeit, sich durch das Abwerfen ihres Geweihs und Fells immer wieder zu verjüngen, zwingt uns zu dem Schluss, dass diesem Glauben manche Wahrheit zugrunde liegt.

39. Daraus wird ersichtlich, dass Tiere, die mehr Luft einatmen, entweder mit Absicht oder aus einer natürlichen Notwendigkeit heraus, imstande sind, ihr Leben zu verlängern. Daher ist es angemessen, zu denken, dass der Mensch, der auch ein atmendes Tier ist, in der gleichen Weise jung bleiben kann und ebenfalls das Leben durch die bewusste Steuerung des Atmens verlängern kann. Dies ist von unzähligen Yogis in Indien getestet worden, und

alle bestätigen übereinstimmend, dass durch die Steuerung der Atmung jeder Mensch systematisch die Gesundheit beibehalten, Jugendlichkeit erneuern und sein Leben verlängern kann.

40. Die Luft ist eine Kombination aus Sauerstoff und Stickstoff. Westliche Wissenschaftler erkennen den Wert des Sauerstoffs für alle Lebewesen an. Ohne ihn gäbe es kein Leben auf der Erde. Aber die gleichen Wissenschaftler halten den Stickstoff für den Feind des Lebens. Ohne Sauerstoff ist er machtlos, um das Leben zu unterstützen. Das mag der Wahrheit entsprechen. Aber ohne Stickstoff kann Sauerstoff allein das Leben nicht in Gang halten. Für welchen Zweck sonst hat die Natur so einen großen Prozentsatz des Stickstoffs mit anderen Gasen verbunden, um Luft zu bilden? Alle Dinge in der Natur sind von einer allwissenden Intelligenz so entworfen, dass wenn wir uns die Mühe machten, tiefer in sie zu schauen, wir entdeckten, dass sogar das banalste und nutzloseste Ding einem vielfachen Zweck im Labor der Natur dient.

41. Die Natur ist allwissend. Es ist allein unser Blickfeld und Wissen, das begrenzt ist.

42. Die Wissenschaftler teilen uns mit, dass all die Dinge, die wir benötigen, über die Luft erhalten oder aus ihr entnommen werden können. Daher muss alles, was wir zum Aufbau und der Reparatur unserer Körper benötigen, überall vorhanden

sein, und da der Hauptteil des Luftozeans aus Stickstoff besteht, müssen sich viele der wertvollen Substanzen für den Aufbau von lebenden Organismen in seiner Zusammensetzung befinden. Daraus wird ersichtlich, dass Atmen nicht nur hilft, das Blut mit Sauerstoff anzureichern, sondern auch die Keimzellen mit Baumaterialien versorgt, um Blut, Zellen und Gewebe zu erzeugen. Deshalb praktiziere täglich für wenigstens fünfzehn Minuten die Atmung in frischer und duftender Luft, um das Leben zu verlängern.

43. Die indischen Yogis haben seit jeher die schattigen Plätze unter dem Banyan-Baum (*Ficus Indica*) auszuwählen gewusst. Diese Bäume befinden sich an Orten, die weitab von Hast und dem Dröhnen der vielbeschäftigten Städte oder Dörfer entfernt sind. Sie sind ideale Plätze für ihre Yogi-Übungen. Es gibt gute Gründe, warum sie den Schatten dieser besonderen Bäume für ihre Yogi-Übungen auswählen.

44. Der Banyan-Baum ist als der am längsten lebende Baum der Welt bekannt. Das Alter vom Banyan-Baum wird auf 5.000 Jahren oder mehr geschätzt. Der Saft oder die Milch dieses Baums ist voll von der Aufbausubstanz Phosphor, welche lebenskräftigend für Gewebe und Gehirn ist. Die Weisen haben die Milch dieses Baumes als ein sicheres und einfaches Heilmittel für alle sexuellen Schwächen empfohlen.

45. Die Blätter dieses Baumes enthalten Milch und ihnen wird nachgesagt, dass ein paar Blätter als tägliche Speise für einen Yogi ausreichend sind. Es ist bekannt, dass sich einige der Yogis für ihre Ernährung ausschließlich auf die Blätter und die Früchte dieses Baums verlassen. Nun hast du ein weiteres Geheimnis, dass die Yogis jung und stark und voll von Sexualkraft hält, welche sie zum Bauen eines effektiveren Gehirns und zum Erreichen verschiedener geistiger Kräfte umwandeln.

46. Obwohl der westliche Student nicht in der Position ist, die Milch vom Banyan-Baum zu nutzen, so wie es von den Yogis gemacht wird, kann ich eine einfache Zubereitung empfehlen, die als Ersatz benutzt werden kann und durch die du Gesundheit und ein langes Leben aufrecht erhältst.

47. Sowohl abendländische als auch orientalische Studenten werden keine Schwierigkeit in der Vorbereitung und dem Gebrauch dieser einfachen Mischung finden. Das Mittel wird „Ghee" genannt.

48. Die Zubereitung von Ghee ist folgende: Erwärme frische Butter bis jede Spur von Wasser verdunstet ist; der Rückstand ist ein Öl, das Ghee genannt wird. Ghee kann in einer verkorkten Flasche für ziemlich lange Zeit aufbewahrt werden. Mische dieses Ghee mit Honig im Verhältnis von zwei Teilen Butter zu einem Teil Honig. Nimm jeden Tag morgens und abends einen Esslöffel voll. Der Gebrauch von diesem Mittel verleiht dem Nutzer nicht nur

Gesundheit und ein langes Leben, sondern hilft auch, die Spiritualität zu entwickeln. Nicht nur die Hindus, sondern auch wir wissen, dass einige der jüdischen Propheten gewohnheitsmäßig dieses Mittel in Gebrauch hatten. Johannes der Täufer, der einen riesigen Körperbau hatte, verwendete Honig als Teil seiner Ernährung. In der Bibel finden wir folgende Wörter: „Butter und Honig wird er essen, wenn er das Schlechte zu verschmähen und das Gute zu erwählen weiß." (Jesaja 7:15).

49. Teil 3 enthält eine Übung, die entworfen wurde, um dir durch die Kraft schöpferischer Gedanken bei deinen materiellen Wünschen zu helfen. Er erzählt auch, wie das weibliche Geschlecht durch den Magnetismus des Mannes angezogen wird, und wie durch die Ausstrahlung eines feinstofflichen Magnetismus und die Verlockung ihrer Sexualität, manchmal auch „Charme" genannt, sie die Herzen der Männer gefangen nimmt.

FRAGEN UND ANTWORTEN

1. *Der Mensch als ein Magnet verwirklicht die Qualitäten positiver und negativer Pole, wenn wir den Menschen in eine rechte Hälfte und linke Hälfte teilen. Welche ist die positive und welche die negative?*

   Die rechte Hälfte des Menschen ist der positive Pol und die linke Hälfte der negative Pol.

2. *Wenn wir den Menschen in eine obere und untere Hälfte teilen, welche ist die positive und welche die negative?*

   Der obere Teil des Menschen ist der positive Pol und die untere Hälfte der Negative.

3. *Wenn wir den Menschen in eine ventrale und dorsale Seite teilen, welche ist die positive und welche die negative?*

   Die ventrale Seite des Menschen ist die positive und die dorsale Seite die negative.

4. *Welcher Teil der Erde ist positiv und welcher negativ?*

   Wenn wir die Erde in nördliche und südliche Hemisphären teilen, ist die nördliche der positive Pol und die südliche der negative. Gleichermaßen ist, wenn wir die Erde in östliche und westliche Hemisphären teilen, Osten der positive Pol und Westen der negative.

5. *Welche Lektion sollten wir von dem lernen?*

Die Lektion, die durch das genaue Beobachten der magnetischen Faktoren gelernt wird, ist, dass Menschen verschiedene Bedingungen in ihr Leben ziehen, die vom Verhältnis ihrer eigenen magnetischen Pole zu denen der Erde abhängig sind.

6. *Was ist Prana?*

Prana ist die Energie, die vom psychischen Körper erzeugt wird und die den physischen Körper durchdringt, von den Elektronen im Äther durch die Tätigkeit des Atmens extrahiert und zu den sympathischen Nervensystemen im Körper über die Ida und Pingala Nerven gesendet. Prana ist eine Schwingungskraft, welche die Elemente im Körper zusammenhält und verhindert, dass Staub zu Staub zurückkehrt. Ein anderer Name für Prana ist „Der Atem des Lebens".

7. *Was ist der Astralkörper?*

Das Astrale ist der lebenskräftige Teil eines jeden menschlichen Wesens. Es ist der tatsächliche Mantel der Seele. Unsere physischen Körper werden durch die Astralenergie verwirklicht und können sich so auf der physischen Ebene der Existenz Ausdruck verschaffen. Der Astralkörper ist eine genaue Kopie des physischen Körpers und ist aus einer ätherischen Substanz mit einer sehr hohen Schwingungsrate zusammengesetzt. Er umgibt den physischen Körper; er ist weder bloß Materie noch bloß Kraft. Es ist der psychische Körper eines jeden Individuums, den Meister im Stande sind, nicht nur loszulösen, sondern ihn vom physischen Körper auf unterschiedliche Entfernungen zu projizieren. Die Verbindung wird durch einen Energiestrom, welchen die Mystiker „Die Silberschnur" nennen, mehr oder weniger schwach beibehalten. Würde diese Astralschnur durchtrennt werden, wäre der Tod die unmittelbare Folge.

8. *Wie fördern wir die Verlängerung des Lebens?*

Wir können durch die bewusste Steuerung des Atmens die Verlängerung des Lebens fördern. Durch die wissenschaftliche Steuerung der Atemgesundheit kann Gesundheit unterstützt, Jugend erneuert und Leben verlängert werden.

9. *Für was benutzt der Yogi Ghee?*

Der Yogi benutzt Ghee, um seine Gesundheit aufrechtzuerhalten, das Leben zu verlängern und um seine Spiritualität zu entwickeln.

10. *Wie wird es zubereitet?*

Um Ghee zuzubereiten, erwärme frische Butter, bis jede Spur von Wasser verdunstet ist; der Rückstand ist ein Öl, welches Ghee genannt wird. Bewahre Ghee in einer wohl verschlossenen Flasche auf. Um es einzunehmen, mische zwei Teile Ghee mit einem Teil Honig und nimm davon täglich morgens und abends jeweils einen Esslöffel.

TEIL DREI

Dieser Teil erzählt, woher die männlichen, feurigen und positiven ätherischen Kräfte kommen und wie diese auf alle Körperteile verteilt sind. Er erzählt auch, woher die weiblichen, mitfühlenden und negativen Kräfte kommen und wie diese auf alle Körperteile verteilt sind. Er berichtet davon, was geschieht, wenn die positiven und die negativen Kräfte aufeinander treffen. Er erzählt von der Kraft des Erschaffens, Erhaltens und Zerstörens. Er erzählt von jener Kraft, die in der symbolischen Sprache „der Garten Eden", der „Lebensbaum" und „der Baum der Erkenntnis" genannt wird und wie diese Kraft abwärts manchmal zu ungehemmter Gier und Tod führt und wie sie aufwärts zwangsläufig zu fantastischen Höhen von Kraft und Spiritualität führt. Das ist ein weiteres, erstaunliches Geheimnis der Yogis!

KUNDALINI, DIE KRAFT DER SCHLANGE

1. Der Pingala Nerv —oder der Atem des rechten Nasenflügels— wird zurecht Solar Nerv genannt. Genauso wie wir von der Energie und Wärme der Sonne abhängig sind, so ist der Körper von der Energie und Wärme des Atemflusses des rechten Nasenlochs abhängig, um seine Funktionen zu erfüllen.

2. Dieser Nerv ist im seinen Charakter männlich und feurig. Er trägt nur die Strömungen der Solarenergie oder der positiven ätherischen Elektronen. Er ist der Wächter oder der Herrscher der rechten Körperhälfte.

3. Er regiert auch über den oberen Teil des Körpers, wenn wir den Körper in einen unteren und oberen Bereich aufteilen.

4. Wenn wir den Körper andererseits in zwei Bereiche, wie z.B. Vorderseite (ventral) und Hinterseite (dorsal) unterteilen, beherrscht er die Vorder- oder ventrale Seite.

5. Der Ida Nerv —oder der Atemfluss des linken Nasenflügels— wird zurecht der lunare Nerv genannt. Er ist weiblich und kalt im Charakter, so wie der Mond.

6. Er reguliert die Verteilung der Flüssigkeiten

innerhalb des Körpers und unterdrückt übermäßige Hitze. Das sind die zwei wichtigsten Arbeiten, welche von diesem Nerv durchgeführt werden. Der Ida Nerv trägt nur Strömungen der negativen ätherischen Elektronen. Wenn er fließt, ist der Geruchssinn sehr fein. Er ist der Herrscher oder Wächter der linken Hälfte des Körpers und auch der unteren und hinteren Teile des Körpers.

7. Der Sushumna Nerv —oder der Atemfluss durch beide Nasenflügel— ist neutral, zerstörerisch und boshaft im Charakter, obwohl ihm die Kraft verliehen werden kann, einen in die höchsten Sphären geistiger Seligkeit zu tragen.

8. Die Kraft des Erschaffens, Erhaltens oder Zerstörens liegt schlummernd in seinem Inneren. Dort befindet sich der Treffpunkt der positiv geladenen Strömungen menschlicher Elektrizität, die den Pingala Nerv hinabläuft, und der negativ geladenen Strömung menschlicher Elektrizität, die den Ida Nerv hinabläuft.

9. Er (der Sushumna Nerv) ist das Gleichgewicht, das die solare und lunare Flüssigkeit innerhalb des Körpers abwägt. An den unteren Extremitäten befindet sich die schlafende und sich windende Schlangenkraft, Kundalini genannt, welche abwärts arbeitend zu ungehemmter Gier und Tod führt, aber, wenn aufwärts gezwungen, zu fantastischen Höhen der Spiritualität.

10. Es ist die Schlange, die Eva im Garten Eden getäuscht hat; aber dieselbe Kraft aufwärts wirkend führte Jesus zu Macht und Kraft.

11. Die Nerven, die sich bis zu den Geschlechtsorganen abwärts bei den unteren Extremitäten verzweigen, formen das, was in der Sprache symbolisch „der Baum der Erkenntnis von Gut und Böse" genannt wird, während der Sushumna Nerv, der aufwärts bis zum Gehirn führt, in der Bibel als der „Baum des Lebens" überliefert wird.

12. An der Basis der Wirbelsäule ist das, was als das Kreuzbeingeflecht oder Beckengeflecht bekannt ist. Beim Hellsehen wird an dieser Stelle beim Astralkörper ein glühendes Kreuz oder eine runde Platte sichtbar, die in Quadranten orangeroter Farbe geteilt ist. Das wird in der biblischen Sprache als die Cherubim mit dem um sich in jede Richtung bewegenden flammenden Schwert bezeichnet, um den „Baum des Lebens" zu beschützen.

13. Der Fluss des Sushumna Nervs wird vom Yogi mit Feuer und Tod verglichen, da während der Zeit seines Fließens alle Art von Unfällen, Bösem und Misserfolgen geschehen.

14. Du solltest deine Mahlzeiten immer dann einnehmen, wenn der Atemfluss im rechten Nasenflügel tätig ist, weil es die positiven ätherischen Strömungen sind, die den Pingala Nerv hinabfließen, welche Hitze und Energie hervorbringen, um alle

feste Speisen zu verdauen. Es ist der Fluss dieses Nasenlochs, der einem Appetit und Hunger erzeugt. Wenn der rechtsseitige Nasenflügel nicht fließt, während du deine Mahlzeiten einnimmst, dann bringe ihn durch die gegebenen Methoden zum Fließen. Wenn du diese Regel befolgst, wirst du nie an Verdauungsproblemen oder an anderen Magenstörungen leiden.

15. Wenn der Atemfluss sich beim Mann im rechten Nasenflügel befindet, ist das sexuelle Element aktiv und überwiegend. Zu diesem Zeitpunkt wird der mächtige Trieb auf natürliche Weise vom männlichen Magnetismus angezogen, und der Mann sucht die Begleitung der Frau. Wenn sich Männer zu diesen Zeiten mit dem Liebeswerben beschäftigen, werden sie zu vollem Erfolg und Glück kommen.

16. Der Atemfluss des rechten Nasenlochs neigt dazu, die Körpertemperatur zu erhöhen. Daher wenn du fröstelst, praktiziere den Atemfluss durch das rechte Nasenloch. Sieh zu, dass beim Baden oder Waschen des Körpers dein rechter Nasenflügel im Atemfluss ist, da ein Baden in kühlem oder kaltem Wasser dazu führen kann, dass sich die Körpertemperatur vermindert.

17. Der Mond beeinflusst die wesentlichen Bestandteile des Wassers im Körper, und daher hilft das Fließen des lunaren Nervs außerordentlich gut bei der Aufnahme und Verteilung von Flüssigkeiten, die in

den Magen gelangen.

18. Bei der Frau regelt und kontrolliert der Mond die sexuellen Erscheinungsformen. Daher sind zu der Zeit, wenn bei ihr der Atem durch den linken Nasenflügel fließt, ihre sexuellen Impulse auf einem hohen Niveau. Bei solchen Gelegenheiten strahlt sie einen feinen Magnetismus aus, der, wenn kombiniert mit der Verlockung ihres Geschlechts, die Herzen der Männer gefangen nehmen kann.

19. Daher haben die Hindu-Weisen vorgeschrieben, dass sich Frauen dann mit Liebeswerben oder sexuellen Vereinigungen beschäftigen sollten, wenn der Atem durch ihr linkes Nasenloch fließt, um Erfolg und ein Höchstmaß an Glückseligkeit zu erlangen.

20. Ungezügelte sexuelle Leidenschaft ist bei einigen Frauen das Resultat eines übermäßigen Atemflusses durch den linken Nasenflügel, weil die sexuelle Funktion bei Frauen vom Atemfluss des linken Nasenflügels abhängig ist.

21. Verrichte alle Arten von Arbeit und Handlungen, die deine ungeteilte konzentrierte Aufmerksamkeit erfordern, wenn dein Atem durch den linken Nasenflügel fließt, da sich dein Geist dann ganz natürlich in einem ruhigen und aufnahmefähigen Zustand einfindet.

22. Wenn du müde bist, Kummer hast, anderen Mitgefühl zeigst, oder anderen einen Rat gibst,

wird es gut sein dafür zu sorgen, dass der Atem durch den linken Nasenflügel fließt, damit er dann das Übel vermindert und Gutes erzeugt.

23. Erfolg oder Gewinn in allen wichtigen Unternehmungen, Erhalt guter Nachrichten und alle anderen guten Resultate finden hauptsächlich dann statt, wenn der Atem durch das linke Nasenloch fließt.

24. Wenn der Sushumna Nerv oder beide Nasenflügel gleichermaßen atmen, sollten keine alltäglichen Angelegenheiten begonnen werden —sowohl gute als auch schlechte—, denn dann würden sie misslingen. Alle Katastrophen, Unfälle und Misserfolge geschehen, wenn der Atem gleichermaßen durch beide Nasenflügel fließt. Jedes Ereignis dieser Art ist die Auswirkung von ungeheuren Kräften innerhalb des Menschen, welche aber außerhalb seiner bewussten Kontrolle liegen.

25. Dies ist wahr, weil während der Zeit, wo der Atem durch beide Nasenflügel gleichermaßen fließt, mehr Prana im Körper erzeugt wird als zu jeder anderen Zeit.

26. Aber wenn zu dem Zeitpunkt, wo ein solcher Fluss stattfindet, diese schöpferische Energie bewusst nutzbar gemacht wird, kann der Mensch wunderbare Dinge vollbringen. Damit die üblen Wirkungen des Sushumna-Flusses in einen Segen

umgewandelt werden können, ist es dem Yogi auferlegt, sich in Meditation, Konzentration und Affirmation zu üben, um seine spirituelle Seite zu entwickeln.

27. Der Fluss des Sushumna findet auf zwei oder mehrere verschiedene Arten statt —und das solltest du dir sorgfältig merken. Wenn die Zeit für die Änderung von einem Nasenflügel zum anderen im Atemfluss kommt, da passiert es manchmal, dass in beiden Nasenflügeln der Atem für ungefähr 5 Minuten gleichzeitig und gleichmäßig fließt und dann plötzlich zum anderen wechselt. Das ist eine Möglichkeit.

28. Die zweite Möglichkeit ist wie folgt: Einige Atemzüge, sagen wir drei, fließen im rechten Nasenflügel und dann drei Atemzüge im linken Nasenflügel, und so weiter in dieser Reihenfolge für ungefähr 10 Minuten. Schließlich wechselt der Atem zum anderen Nasenflügel. Dieser zweite Weg des Flusses von Sushumna ist ziemlich selten und Atmungsexperten geben dieser Aussage besonderen Nachdruck. Sie behaupten, dass Segenswünsche, die während eines vorschriftsmäßigen Fließens geäußert werden, die dynamische Kraft haben, die erwünschten Resultate herbeizuführen. Diese Segenswünsche sollten nur während der wenigen Sekunden geäußert werden, wenn der Atem durch das rechte Nasenloch fließt, oder jedes Mal, wenn er zu fließen beginnt. Dies ist ein behütetes Geheimnis der Yogis.

29. Nun die Erklärung: Wenn diese Art des Fließens stattfindet, laufen abwechselnd positive ätherische Strömungen und negative ätherische Strömungen rechts und links beide Seiten der Wirbelsäule hinunter, und nach dem Zusammentreffen bewirken sie einen Wirbelsturm aus Prana, der den Gedanken eine zusätzliche Intensität verschafft, vom momentanen Gemütszustand ausgehend. Es ist auch eine bekannte Tatsache, dass der Atemfluss des rechten Nasenflügels für alle Tätigkeiten des bewussten Verstandes besser geeignet ist, während der Atemfluss des linken Nasenflügels günstiger für unterbewusste Tätigkeiten ist. Deshalb ist es besonders empfehlenswert, während des Zeitraums, wo der Atemfluss durch den rechten Nasenflügel fließt, den Wunsch dem bewussten Verstand einzuprägen, wohingegen du während des Atemflusses durch den linken Nasenflügel aufgefordert wirst, ruhig zu bleiben, um zu erlauben, dass deine Gedanken vom bewussten Verstand zum Unterbewusstsein übertragen werden, um ein sofortiges Umsetzung herbeizuführen.

30. In diesem Zusammenhang hören wir manchmal von Personen, die behaupten, die tödliche Veranlagung zu haben, welche „Hexerei" genannt wird. Die Dinge, die sie aussprechen, ob Segen oder Fluch, haben eine unmittelbare Wirkung. Nun, was ist diese subtile Kraft, die ihren Gedanken solch schnelle Resultate verleiht? Es kann nichts anderes sein, als ein häufiger, unnatürlicher Fluss des

Sushumna während des Tages.

31. Yogis sind daran gewöhnt, das rhythmische Atmen zu üben, bevor sie ihre Gedanken konzentrieren, entweder für Heilzwecke oder um jemanden zu segnen, ganz gleich ob nah oder fern. Das verleiht ihren Gedanken das erforderliche Maß an Kraft. Aber während der gewöhnlichen rhythmischen Atmung atmen wir über beide Nasenflügel auf einmal ein. Somit, wenn wir absichtlich den Sushumna-Kanal wie erforderlich zum Fließen bringen könnten, würden wir bessere und schnellere Ergebnisse erhalten, indem wir unsere Atmung mit Affirmationen und der Visualisierung unserer Wünsche verbinden.

32. Dies scheint das kosmische Gesetz zu sein, welches das schöpferische Wort regiert.

33. Die Abläufe der drei Atemprozesse sind Einatmen, Zurückhalten und Ausatmen. Die Pingala und Ida Nerven halten die geringfügigen ätherischen Partikel fest und tragen sie die Wirbelsäule in einer Strömung hinunter, aber nur wenn die Luft während des Einatmens durch die Atemwege fließt. Deshalb ist die beste Zeit, um deine Wünsche dem unterbewussten Verstand einzuprägen, der Moment des Einatmens, weil dann der vom Gehirn ausgehende Gedanke auf der ätherischen Strömung getragen wird.

34. Nachdem die Luft in die Lungen eintritt, hört die

ätherische Strömung auf zu fließen, und die Luft kann nur noch das Blut in den Lungen mit Sauerstoff versorgen. Daher hilft das Anhalten des Atems nicht, um die ätherische Energie zu speichern. Aber während der Zeit des Anhaltens des Atems kann der Geist leicht an einem Punkt gehalten werden, so dass es zu diesem Zeitpunkt von Vorteil ist, deine Gedanken durch den Verstand zu beeinflussen.

35. Wenn du daher mehr Prana speichern willst, übe das abwechselnde rhythmische Atmen —langsam ein und ausatmend—, ohne aber den Atem anzuhalten. Aber wenn du das Blut mit Sauerstoff anreichern und gleichzeitig Prana speichern willst, solltest du, so oft wie du kannst, die gleiche Übung durchführen und den Atem zurückbehalten.

36. Die folgende Übung ist nach dem Abbild des Fließens des Sushumna entworfen worden, um dir zu helfen, deine Wünsche durch den Einsatz des schöpferischen Denkens zu verwirklichen.

37. Schließe den rechten Nasenflügel und mache einen Atemzug durch den linken Nasenflügel. Atme den Atemzug ohne anzuhalten langsam aus und atme dann wieder durch den linken Nasenflügel ein und dann aus.

38. Nimm entweder drei, vier, fünf, sechs oder sogar sieben Atemzüge durch das gleiche Nasenloch. Schließe jetzt das linke Nasenloch und atme durch das rechte die gleiche Anzahl von Atemzüge ein

wie vorher. Die ganze Zeit, wo du durch das rechte Nasenloch atmest, bekräftige, erwünsche oder visualisiere dir deine Bedürfnisse.

39. Wenn du die erforderliche Zahl der Atemzüge durch ein Nasenloch beendet hast, atme wie zuvor durch das andere. Beobachte die Anzahl, den Rhythmus und das Gleichgewicht. Du sollst nur bekräftigen, wünschen oder visualisieren, wenn du durch das rechte Nasenloch atmest, und du sollst ruhig sein, wenn der Atem durch die linke Seite fließt. Übe das für ungefähr zehn Minuten.

40. Du kannst somit sagen, dass durch das Hegen von Gedanken, von denen du dir wünschst, dass sie vermehrt in deinem Leben auftreten, und durch das zum Schweigen bringen derer, die dazu neigen, deine Absichten im Leben zu vereiteln, du schnelle und dauerhafte Ergebnisse zu erzielen vermagst.

41. Daher ist die wichtigste Sache, die von allen, die sich wünschen, ihr Schicksal zu meistern, beachtet werden muss, Gedanken an Krankheit, Unglück, Armut etc., auszusperren, selbst wenn solche Zustände erscheinen, und diese durch Gedanken an Gesundheit, Erfolg, Reichtum und Glück zu ersetzen.

42. Jede Bemühung, die du machst —jede Begierde, die du zum Erreichen deines Ziels erwägst— wird dir beim Herbeiführen der erwünschten Umstände helfen.

43. Es sind die Gedanken und die Wünsche, die du vielleicht unbewusst unterhalten hast, die dafür verantwortlich sind, dass du diese Fülle von Yogi Geheimnissen in dein Leben gezogen hast.

44. Mit dem Zepter der Macht, welches diese Lehre in deine Hände legt, kannst du dir den Weg zu Gesundheit, Erfolg und einem Leben im Überfluss freilegen.

45. Teil 4 wird den meistverehrten und hellsten Edelstein im Diadem der Kraft des Yogis offenbaren —das kostbarste Juwel dieses mysteriösen Colliers rätselhafter Weisheiten.

FRAGEN UND ANTWORTEN

1. *Welcher Nerv kontrolliert die rechte Seite des Körpers?*

   Der Pingala Nerv herrscht durch den rechten Nasenflügel über den Atemfluss, kontrolliert den positiven Pol des Körpers, und daher kontrolliert er die rechte Seite des Körpers, welcher ein positiver Pol ist.

2. *Welche Art von Energie befördert er?*

   Der Pingala Nerv befördert Strömungen solarer Energie, nämlich die positiven ätherischen Elektronen, die positiv, oder männlich, und feurig im Charakter sind.

3. *Welcher Nerv kontrolliert die linke Seite des Körpers?*

   Der Ida Nerv herrscht über den Atemfluss durch den linken Nasenflügel, kontrolliert den negativen Pol des Körpers, und daher kontrolliert er die linke Seite des Körpers, welcher ein negativer Pol ist.

4. *Welche Art von Energie befördert er?*

   Der Ida Nerv befördert nur Strömungen von negativen ätherischen Elektronen, welche weiblich und kalt im Charakter sind.

5. *Wo befindet sich die Kundalini?*

   Die Kundalini befindet sich in den unteren Extremitäten der Wirbelsäule.

6. *Wie wird diese manchmal genannt?*

   Die Kundalini wird manchmal „der Baum der Erkenntnis von Gut und Böse" genannt. Es ist die Schlangenkraft, welche, wenn sie abwärts fließt, zu ungehemmter Gier und Tod führen kann und, wenn aufwärts gerichtet, zu fantastischen Höhen der Spiritualität.

7. *Wie wird der Sushumna Kanal manchmal genannt?*

   Der Sushumna Kanal oder Nerv wird manchmal „der Baum des Lebens" genannt.

8. *Wann finden Katastrophen, Misserfolge und Unfälle gewöhnlich statt?*

   Katastrophen, Unfälle und Misserfolge geschehen normalerweise in der Zeit, wenn der Atem gleichermaßen durch beide Nasenflügel fließt. In solchen Zeiten sind böse Geschehnisse das Ergebnis von ungeheueren Kräften innerhalb des Menschen, die aber außerhalb seiner bewussten Kontrolle liegen.

9. *Warum ist das so?*

   Weil der gleichgestellte und gleichzeitige Atemablauf in beiden Nasenflügeln neutral, zerstörend und boshaft im Charakter ist, es sei denn, die Kundalini ist durch vorheriges Training des Unterbewusstseins geschult worden, spontan aufwärts durch den Sushumna Nerv anstatt abwärts zu agieren.

10. *Welche drei Verfahren sind beim Atmen einbezogen?*

Die Abläufe der drei Atemprozesse sind Einatmen, Zurückhalten und Ausatmen. Wenn du einatmest, werden deine Gedanken mit dem Fluss pranischer Energie mitgetragen. Du sollst nur bekräftigen, wünschen oder visualisieren, wenn du durch das rechte Nasenloch atmest und du sollst ruhig sein, wenn der Atem durch die linke Seite fließt. Wenn du den Atem zurückhältst, ist dein Hauptziel, das Blut zu oxidieren und Stickstoff zuzuführen, aber während des Zurückhaltens werden sich Vorteile durch das Weiterführen der Gedanken während des Einatmens einstellen.

TEIL VIER

Dieser Teil erzählt dir, wie indische Yogis permanente Gesundheit, Widerstandfähigkeit und eine charmante Persönlichkeit beibehalten, ein betagtes Alter erreichen und den Verfall und Tod auf unbestimmte Zeit verschieben. Weder Hindu-Wissenschaft noch moderne Methoden haben bis jetzt irgendeine Methode entdeckt, die dauerhaft das verzehrende Alter besiegen könne. Die Wissenschaft lehrt, dass das hohe Alter ein Nachlassen der Funktionen der vitalen Organe bewirkt, und die Yogis haben erkannt, dass während der Mensch in der Blüte seines Lebens steht, gewisse Einflüsse zu arbeiten beginnen, die geändert und modifiziert werden können. Dieser Teil erzählt, wie sie das machen; das ist jetzt ein weiteres wertvolles Geheimnis der Yogis.

DER ATEM, DAS ELIXIER DES LEBENS

1. Jede Form von Krankheit verursacht eine Störung des Gleichgewichts im Atemfluss des rechten und linken Nasenflügels.

2. Das Heilmittel liegt in der Wiederherstellung dieses Gleichgewichts.

3. Wenn du an irgendeiner Krankheit leidest, sollte es dein Ziel sein, deinen Atemflusses sorgfältig zu beobachten.

4. Das Atmen erfüllt viele wichtige Funktionen des Körpers.

5. Es oxidiert nicht nur das Blut, sondern es speichert auch pranische Energie.

6. Es koordiniert nicht nur die positiven und negativen elektromagnetischen Strömungen des Körpers, sondern zieht auch durch die Funktion des magnetischen Gesetzes der Anziehung und Abstoßung wünschenswerte oder unerwünschte Bedingungen in unser Leben.

7. Moderne Wissenschaftler behaupten, dass alles, was wir für das Erschaffen und Reparieren unseres Körpers benötigen, bereits im Äther in löslicher Form vorhanden ist. Wenn dem so ist, müssen wir mit jedem Atemzug der Luft Sauerstoff entnehmen und dem Äther Nahrung.

8. Das wurde von den indischen Yogis, die Tage oder Monate ohne Nahrung leben und dabei dauerhafte Gesundheit, Widerstandfähigkeit und eine charmante Persönlichkeit beibehalten, bereits mehrfach bewiesen.

9. Unser Leben ist vom Atmen abhängig; ist es dann zuviel verlangt, zu denken, dass das Leben auf unbestimmte Zeit verlängert werden könnte, wenn man die Atemtätigkeit auf unbegrenzte Dauer verlängert?

10. Wenn Krankheit mit einer exakten oder gewissenhaften Regelung des Atemflusses verhindert werden kann, dann kann mit Sicherheit ein fortgeschrittenes Alter, Verfall und Tod auf unbestimmte Zeit mit einer exakten Kontrolle des Atmens verschoben werden, verbunden mit einer passenden Diät und mit der Ausübung von geistigem Bodybuilding.

11. Das ist keine neue Theorie. Ganz im Gegenteil, denn es gibt im heutigen Indien lebende Beispiele für Yogis, die ein Alter von 200 bis 500 Jahren oder mehr erreichen. Glaubst du das?

12. Zuallererst solltest du wissen, dass jede Art von Krankheit aufgrund äußerlicher Ursachen das Ergebnis einer Störung des Gleichgewichts dieser zwei elektromagnetischen Strömungen ist—der positiven und der negativen. Wenn wir daher das Gleichgewicht zwischen diesen beiden Strömungen

wiederherstellen, können auch die physischen oder geistigen Ursachen beseitigt werden, welche die Krankheit verursacht haben. Die Krankheit wird dann verschwinden.

13. Der richtige Ausgleich der positiven und negativen elektromagnetischen Strömungen wird, so wie von der Natur beabsichtigt, Prana erzeugen, um alle Ansprüche des Körpers zu befriedigen. Aber ein Überschuss im Fluss einer dieser Strömungen hat dementsprechend einen geringeren Fluss des anderen zur Folge. Dieser stellt nicht genug Prana her, da wie bei der Elektrizität Prana aus der Vereinigung der positiven Strömung mit einer entsprechenden Menge negativer Strömung hergestellt wird.

14. Bei den meisten von uns entsteht Krankheit aufgrund einer Verschwendung von Prana im Körper. Vollständige Entspannung des Körpers im Schlaf oder mehrere Male während des Tages wird das im Körper generierte Prana bewahren.

15. Gedanken des Glaubens, Glücks, der Hoffnung, Muts und der Kraft neigen dazu, Prana zu erhalten. Während Gedanken des Kummers, der Angst und Sorge dazu neigen, das im Körper erzeugte Prana zu vermindern.

16. Ein plötzlicher Schock aus Furcht hat einen kalten, unheimlichen Schauer entlang der Wirbelsäule einer Person zur Folge. Wer hat nicht im jungen

Alter schon mal beim Erblicken eines imaginären Geistes einen Schock erhalten oder war aufgrund einer handfesteren Angelegenheit geschockt? Was ist das Geheimnis daran? Es ist nichts anderes als das Wegfallen des gesamten Angebots von Prana aus dem System. Der kalte Schauer, der entlang des Rückens läuft, ist ein konkreter Hinweis darauf, dass Prana aus der Wirbelsäule heraussickert.

17. Alle Arten von Magenbeschwerden, wie zum Beispiel Magenverstimmung, Blähungen, chronische Verdauungsstörung, Durchfall, Ruhr, Cholera usw. finden dann statt, wenn der Atem durch den linken Nasenflügel fließt, und öfters nach einem in die Länge gezogenen Atemfluss im linken Nasenflügel. Die Heilung liegt beim Schließen des linken Nasenlochs, um zu erlauben, dass der Atem durch den rechten Nasenflügel fließt, bis die Symptome verschwinden.

18. Um die Heilung zu beschleunigen, platziere die Handfläche der rechten Hand oder die fleischige Stelle des Unterarms unterhalb des Ellenbogens auf der Magengrube und atme fünfzehn bis zwanzig mal tief durch den rechten Nasenflügel ein und dann halte den Atem an, solange du kannst. Noch bevor drei Minuten abgelaufen sind, wirst Du Ströme aus Prana durch die Magengegend fließen spüren.

19. Alle Lungenleiden wie zum Beispiel Asthma, Katarrh und Schwindsucht sind einem in die

Länge gezogenen Atemfluss durch den linken Nasenflügel zuzuschreiben, täglich, monatelang oder über Jahre, während der Atemfluss des rechten Nasenflügels nur gelegentlich stattfindet. Halte das linke Nasenloch während des größten Teils des Tages geschlossen, um eine Heilung zu bewirken, und nimm zusätzlich gute nahrhafte Speise zu dir, um das geschwächte System aufzubauen.

20. Um Verstopfung und deren Begleiterscheinungen zu heilen, achte darauf, ein Glas Wasser vor dem Schlafengehen und auch früh morgens zu trinken, und halte dein linkes Nasenloch für etwa eine halbe Stunde vor deiner üblichen Zeit der Darmentleerung geschlossen. So wirst du einen problemlosen Stuhlgang haben.

21. Lähmung ist einem täglich in die Länge gezogenen Atemfluss durch beide Nasenflügel zuzuschreiben, während Diabetes charakteristisch für einen längeren täglichen Atemfluss des rechten Nasenflügels ist.

22. Nervenschwäche und Impotenz von Männern ist einem Atemfluss, der im linken Nasenflügel, vorherrschend ist, zuzuschreiben. Durch das Schließen des linken Nasenlochs für den größeren Teil des Tages und durch eine nahrhafte Diät können diese Krankheiten geheilt werden. Wobei Nervenschwäche bei Frauen, so glaube ich, von einem Atemfluss, der im rechten Nasenflügel vorherrschend ist, ausgelöst wird, so wie auch die

Sexualkraft der Frauen, welche vom Atemfluss des linken Nasenflügels kontrolliert wird.

23. Während du diese Zeilen liest, welche dir verraten, wie alle Krankheiten durch ein natürliches und exaktes oder systematisches und einfaches Vorgehen besiegt werden können, das sich der Aufmerksamkeit der meisten Gelehrten, die sich damit befassten, entzogen hat, und das über die Jahrhunderte hindurch, höre ich dich fragen: „Welches Heilmittel hat der Yogi-Meister für die Heilung des fortgeschrittenen Alters und Todes anzubieten?" Nun denn! Das ist in der Tat eine Frage von größter Bedeutung für alle, die geistig erwacht sind, sowie es auch für die Yogi-Meister Indiens der damaligen Zeit war, die dieses Geheimnis des Lebens von mehreren Perspektiven des Lebens studiert haben, mehr noch, als es den gelehrten Wissenschaftlern der westlichen Welt noch bis heute bekannt ist.

24. Sie stellten sich entschlossen Fragen über Fragen, und nach eben so vielem oder noch mehr psychischem Suchen als die westlichen Alchimisten in ihrer sinnlosen Suche nach dem Elixier des Lebens, haben sie schließlich Mittel und Methoden entdeckt, durch die sie das fortschreitende Alter und den Tod aufschieben konnten, die Zwillingsfeinde der Menschheit.

25. Ein gelegentlicher Besuch in der waldigen Einsamkeit des Himalaja, wo sich die Yogi-Meister

gelegentlich ansiedeln, zeigt uns, dass es heutzutage Yogis gibt, die 200 bis 500 Jahren alt sind und sogar älter.

26. Wenn das wahr ist, dann ist es der Beweis, dass sie im Besitz von Geheimnissen sind, die anderen unbekannt sind, und durch die sie das Leben weit über die Träume der Wissenschaftler hinaus verlängern können.

27. Aber der *modus operandi* (die Verfahrensweise, Anm. d. Ü.) ist für alle bis zum heutigen Tage ein tiefes Mysterium geblieben.

28. Du wirst nunmehr mit diesem liebsten und hellsten Juwel im Diadem der Yogi-Macht —diesem mysteriösen Halsband der verborgenen Weisheit— dem feinsten aller Edelsteine vertraut gemacht.

29. Aber schütze sie, als ob du diese ewigen Wahrheiten des Lebens schützen wolltest, damit sie nicht in die Hände des gemeinen Volkes fallen. Versiegle deine Lippen mit dem Siegel des Schweigens.

30. In der Tiefe des Herzens eines jeden geistig erweckten Individuums ist eine unersättliche Sehnsucht, die Spanne des Lebens auf unbestimmte Zeit zu verlängern, befreit von der verheerenden Wirkung der zur Neige gehenden Jahre.

31. Aber selbst diejenigen, die in der Blüte ihres Lebens vollkommene Gesundheit mit der höchsten Lebenskraft schwingend genossen haben, beklagen

mit Trauer, wenn sie Zeuge ihrer einmal rosigen Wangen, Energie und Männlichkeit ihrer Jugend, der Ausstrahlung und Anziehungskraft ihrer Persönlichkeit und der pulsierenden Lebenskraft werden, die jedes Atom ihres Wesens durchdrang und belebte, wie sie all das langsam aufgeben, während die unfreundlichen Jahre voranschreiten.

32. Die Wissenschaft hat bis jetzt weder einen Weg noch eine Methode entdeckt, welche die Zeichen des verzehrenden Alters dauerhaft besiegen könnte.

33. Doch die Wissenschaft lehrt uns, dass hohes Alter genau eine Folge des Nachlassens der Funktionen verschiedenster vitaler Organe und Drüsen des Körpers ist, die im Inneren entweder eine unzureichende Menge an Energie für das perfekte Funktionieren aller Organe bildet oder durch achtlose Lebensweise Energie verschwendet, die sich innerhalb des Körpers bildet.

34. Das unvollständige Funktionieren aller Lebensorgane resultiert aus einer mangelhaften Aufnahme der notwendigen Elemente für die Reparatur und den Wiederaufbau des Körpers und der mangelhaften Beseitigung der Abfallprodukte. Diese Zeichen gehen dem Alter und Tod voraus. Und keine dem Menschen bekannte Medizin, nahrhafte Ernährung oder anderes wissenschaftliches Gerät hat die verheerenden Wirkungen des hohen Alters bisher verbannen und den Dämon des Todes verscheuchen können.

35. Der Yogi weiß, dass während der Mensch durch die Blüte des Lebens geht, sich der Einfluss des Mondes auf dem menschlichen Organismus mehr und mehr zu zeigen beginnt, während die Jahre dahinziehen. Dieser Einfluss des Mondes wirkt sich auf den Atemablauf aus, und der Atemfluss des linken Nasenflügels beginnt sich nach und nach, Tag für Tag, Jahr für Jahr zu erhöhen. Der verminderte Atemfluss des rechten Nasenflügels führt folglich zu einer unvollständigen Verdauung und Assimilierung, und die Zeichen des hohen Alters und Verfalls beginnen sich verstärkt im menschlichen Organismus zu zeigen.

36. Deshalb könnte ein ordnungsgemäßes Ausgleichen der ätherischen Strömungen, die von den Sonnenstrahlen energetisiert werden, und der ätherischen Strömungen, die von den Mondstrahlen — ein von der Sonne polarisiertes Licht — energetisiert werden, die Anzeichen des fortgeschrittenen Alters und Verfalls verlangsamen, sofern der Mensch versucht, alle Dinge auszuschließen, die dazu neigen, die Energie zu zerstreuen und dazu noch ein reines und keusches[1] Leben führt.

37. Nun werde ich die Methode erklären, durch die der Yogi eine immerwährende Jugend beibehält und das Leben auf unbestimmte Zeit verlängert.

---

1 Das Wort „keusch" bedeutet hier nicht unbedingt Enthaltsamkeit, sondern zielt auf den bewussten Einsatz der liebevollen Vereinigung zwecks Erreichen eines Überbewusstseins hin, einem „sich Gott nähern" durch das Verbinden männlicher und weiblicher Energien. (Anm. d. Ü.)

Tagsüber, von Sonnenaufgang bis Sonnenuntergang, halten die Yogis das rechte Nasenloch geschlossen und lassen den Atem nur durch das linke Nasenloch fließen. Von Sonnenuntergang bis zum Sonnenaufgang —oder während der Nacht— halten sie das linke Nasenloch geschlossen und erlauben dem Atem so nur durch das rechte Nasenloch zu fließen.

38. Durch eine vorsichtige und systematische Anwendung dieser Methode hemmt sie allen Verfall, bewahrt die immerwährende Jugend und trotzt sogar dem Tod. Aber dem Anhänger dieser Methode wird Strenge auferlegt, Keuschheit zu üben und die Erhaltung der reproduktiven Flüssigkeit zu überwachen (siehe vorige Fußnote, Anm. d. Ü.). Ohne es so zu machen, wäre es schwierig, den Atem wie gewünscht zu kontrollieren.

39. In dieser Methode liegt Logik, Wissenschaft und Philosophie. Die beiden Himmelskörper, Sonne und Mond, bestimmen jeden Vorfall im Lebenszyklus eines Menschen. Der Einfluss der Sonne ist größer während des Tages, wenn sie Licht und Wärme abgibt, während der Einfluss des Mondes während der Nacht größer ist. Veranlasst man, dass der Lunarnerv während des Tages und der Solarnerv während der Nacht fließt, werden die bösartigen Wirkungen dieser Himmelskörper neutralisiert und ihre zersetzenden Einflüsse unter Kontrolle gehalten. Somit wird jeglicher Verfall des Körpers aufgehalten, und er wird verjüngt und

erneuert, während die Jahre vergehen.

40. Jetzt hast du die Methode, die von denen befolgt wurde, die erfolgreich waren, diese nahezu unerreichbare Höhe zu erklimmen. Wenn dir das etwas bedeutet, kannst du versuchen es zu erreichen. Und gesegnet sind diejenigen, die bereit sind, das Opfer zu bringen, da der Lohn tatsächlich die Mühe wert ist.

FRAGEN UND ANTWORTEN

1. *Was ist das Ergebnis jeglicher Form von Krankheit?*

    Jede Form von Krankheit führt zu einer Störung im Gleichgewicht zwischen dem Fluss des rechten und linken Nasenflügels.

2. *Warum ist das wahr?*

    Weil, wenn wir das Gleichgewicht wiederherstellen, eine Heilung erzielt wird. Um das zu erreichen, beobachte sorgfältig deinen Atemfluss.

3. *Wie können solche Krankheiten geheilt werden?*

    Krankheiten können mit der richtigen Balance von positiver und negativer elektromagnetischer Strömung geheilt werden, so wie von der Natur vorgesehen, was zur Erzeugung von Prana führt, um alle Bedürfnisse des Körpers zu befriedigen.

4. *Wie kann das geschafft werden?*

    Die elektromagnetischen Ströme können durch das Schließen des Nasenlochs, welches die Krankheit verursacht, und durch eine Verlangsamung des Atemflusses der gegenüberliegenden Seite ausbalanciert werden. Das rechte oder positive Nasenloch ist normalerweise jenes, durch welches der Hauptfluss des Atems geleitet wird, um die Krankheit zu heilen, obwohl die linke Seite oder der negative Fluss im Fall von einigen Krankheiten verlängert werden sollte, die von einem vorherrschenden Fluss des rechten Nasenflügel herrühren.

5. *Welche anderen wichtigen Funktionen leistet die Atmung?*

   Atmen vollendet viele wichtige körperliche Funktionen. Es oxidiert das Blut. Mehr noch, es speichert pranische Energie. Es simmt die positiven und negativen elektromagnetischen Ströme des Körpers aufeinander ab und zieht durch die Ausführung des magnetischen Gesetzes der Anziehung und des Abstoßens wünschenswerte Bedingungen in unser Leben. Der Luft entziehen wir Sauerstoff, dem Äther die Nahrung.

6. *Ist es möglich, dass hohes Alter, Verfall und sogar der Tod mit einer exakten Steuerung der Atmung auf unbestimmte Zeit verschoben werden können?*

   Es ist möglich, auf unbestimmte Zeit hohes Alter, Verfall und sogar Tod durch die exakte Steuerung der Atmung zu verschieben, die mit einer passenden Diät und mit der Praxis geistiger Muskeltrainings-Übungen gekoppelt ist. Im heutigen Indien leben Yogis, dessen Alter sich auf 200 bis 500 Jahren oder mehr belaufen.

7. *Was ist die Ursache für viele chronische Krankheiten?*

   Viele chronische Krankheiten werden von einem verlängerten Atemfluss des linken Nasenflügels verursacht, der sich über Monate oder Jahre fortgesetzt hat.

8. *Wie kann das behoben werden?*

    Das Heilmittel für solche Krankheiten ist, das linke Nasenloch zu schließen und den Atemfluss durch den rechten Nasenflügel zu verlängern.

9. *Was ist die übliche Ursache für die Nervenschwäche bei Frauen?*

    Die übliche Ursache für Nervenschwäche bei Frauen ist ein vorherrschender Atemfluss durch den rechten Nasenflügel, weil der Sexualtrieb bei Frauen —im Gegensatz zu den Männern— vom Fluss des linken Nasenflügels beherrscht wird. Folglich kann bei Frauen Nervenschwäche dadurch beseitigt werden, dass sie den Atemfluss durch den rechten Nasenflügel kultivieren.

10. *Welches Mittel hat der Yogi für die Heilung des hohen Alters und des Todes anzubieten?*

    Um sich immerwährende Jugend zu bewahren und um das Leben auf unbestimmte Zeit zu verlängern, halten die Yogis das rechte Nasenloch geschlossen, täglich von Sonnenaufgang bis Sonnenuntergang; in der Nacht, von Sonnenuntergang bis zum Sonnenaufgang, halten sie das linke Nasenloch geschlossen. So werden die negativen Effekte neutralisiert, wenn der Lunarnerv (Ida) während des Tages fließt und der Solarnerv (Pingala) während der Nacht. Folglich wird aller Verfall vom Körper aufgehalten und er wird verjüngt und erneuert, während die Jahre vergehen. Gleichzeitig mit der Atemkontrolle beachten die Yogis die

Keuschheit und bewahren ihre reproduktiven Energien, was die guten Auswirkungen der Atemkontrolle noch weiter verstärkt.

TEIL FÜNF

Teil 5 erzählt dir, wie die Yogis des altertümlichen Indiens die Weisheit erworben haben, durch die sie die unsichtbaren Kräfte der Natur handbaben können und dadurch scheinbar Wunder bewirken; wie sie den Geist als Antenne verwenden, um die unausgesprochenen Gedanken anderer zu empfangen; wie sie Gesundheit, Männlichkeit und immerwährende Jugend behalten und das Leben auf unbestimmte Zeit verlängern.

DIE KONTROLLE ÜBER DAS LEBEN

1. Yoga ist eine alte Philosophie Indiens.

2. Ein Yogi ist einer, der diese Philosophie praktiziert.

3. Ein Adept ist ein Yogi, der in der Praxis dieser Philosophie geübt ist.

4. Ein Meister ist ein Yogi, der die Kräfte der Natur anscheinend überwunden hat und so Wunder bewirkt, *obwohl er einfach nur universelle Gesetze in die Praxis umsetzt, welche er zu verstehen gelernt hat.* (Hervorhebung durch die Übersetzer)

5. Er hat die Weisheit erworben, mit welcher er die unsichtbaren Kräfte der Natur handhabt.

6. Er weiß, dass das Unsichtbare das Sichtbare lenkt; dass es das Unterbewusstsein ist, das den Menschen steuert; der Dampf, der den Motor antreibt; die elektrische Wirkung, die die meisten Industrieprozesse der heutigen Welt steuert.

7. Das Objektive ist das Sichtbare; das Subjektive ist das Unsichtbare. Das Objektive und Subjektive beeinflussen sich gegenseitig, aber die Macht liegt im Subjektiven. Es kann keine Änderungen im Objektiven geben, ohne dass die Änderung zuerst im Subjektiven auftritt.

8. Ein Mensch kann sich, wenn er will, sogar in einer

höchst feindlichen Umgebung über alle äußeren Einflüsse erheben. *Das ist eine der größten und wichtigsten Lehren des Okkultismus.* (Hervorhebung durch die Übersetzer)

9. Yoga ist die Wissenschaft, welche die Kapazität des menschlichen Geistes entfaltet, um auf höhere Schwingungen zu antworten.

10. Tatsächlich macht es einen zu einer Empfangs-, wie auch Sendestation von Radiosignalen, mit dem Geist als Antenne.

11. Man kann so die unausgesprochenen Gedanken anderer aus jeglicher Entfernung empfangen.

12. Man kann auch seine eigenen Gedanken aussenden und so anderen beistehen, sich geistig zu erheben, oder um sie zu führen, wenn sie in Schwierigkeiten sind. (Siehe dazu auch Teil 9 und 24 des Master Key Systems, Anm. d. Ü.)

13. Alle Wunder aus der langen Reihe der Heiligen, Retter und Weisen aller Zeiten und von allen Gegenden wurden infolge der Kenntnisse von Yoga vollbracht, der großartigsten aller Wissenschaften.

14. Es ist die Wissenschaft, welche den Eingeweihten schrittweise zu den erhabensten Höhen der Selbstverwirklichung führt, bis er von Angesicht zu Angesicht vor dem Objekt seiner Suche steht.

15. Was die westliche Welt als Äther bezeichnet, nennt der Yogi Prana.

16. Prana ist die Substanz, von der und aus der sich alles entfaltet, was wir Energie, Stärke oder Kraft nennen.

17. Die Fähigkeit, die das Prana regelnden Gesetze zu verstehen, öffnet die Tür zu grenzenlosen Möglichkeiten.

18. Mit dem Atem beginnt das physisches Leben, und mit dem Atem endet das physische Leben. Der Atem kontrolliert somit das Leben, oder die innere Natur.

19. Der erste Atemzug flößt Leben ein, und der Säugling wird zu einem lebendigen Wesen. Auf den Flügeln des letzten Atemzugs fliegt der Funke des Lebens fort, einen kalten Leichnam zurücklassend, welcher noch vor kurzem ein Kind, ein Jugendlicher oder eine alte Person war.

20. Diese Tatsachen offenbaren uns, dass Atmen, welches wir als eine alltägliche Sache betrachten und auch von allen lebenden Wesen geteilt wird, ein Thema von höchster Bedeutung ist, welches ein ernsthaftes Studium einer jeden erleuchteten Person verdient.

21. Vor mehr als dreißig Jahrhunderten entdeckten die Weisen Indiens, dass nicht nur das Leben, sondern auch Gesundheit, Langlebigkeit, Verstand, geistige Vollendung und Erfolg von bestimmten Vorgängen abhängig sind, die durch unveränderliche kosmische Gesetze geregelt werden.

22. Sie entdeckten die Ursachen der äußerlichen Auswirkungen des Atems auf den physischen Organismus. Dann, nach einer ausführlichen Studie der Gesetze, die den Atem regeln, waren sie im Stande, gewünschte Resultate durch eine gezielte Kontrolle des Atems zu erhalten.

23. Durch die Kontrolle des Atmens erhalten sie Gesundheit, Männlichkeit und immerwährende Jugend; sie erlangen die gesamte Weisheit und überragende Höhen geistiger Größe; und sie sind im Stande, das Leben auf unbestimmte Zeit zu verlängern, bis sie nicht mehr leben wollen.

24. Die innere Natur ist in direktem Kontakt mit der ganzen Natur, allen Personen und allen Dingen; aus diesem Grund wird derjenige, der die innere Natur überwindet, das ganze Weltall kontrollieren — es wird zu seinem Diener.

25. Die Übungen in den Abschnitten dieses Teils werden dir die verschiedenen Methoden vermitteln, um Kontrolle über die innere Natur zu gewinnen.

26. Erhabenere Kräfte als wir sie in der physischen Natur kennen werden gebändigt werden. Der Körper ist nur der Ausdruck des Geistes. Geist und Körper sind nicht verschiedene Dinge; sie sind nur zwei Aspekte einer Sache.

27. Der physische Körper ist ein Elektrodynamo, und der Astralkörper ist einfach das magnetische Feld der Person. Die Hindu-Weisen haben

nach vielen Untersuchungen und Experimenten herausgefunden, dass die planetarischen Schwingungen, welche uns in Form unsichtbarer Wellen oder in verschiedenen Wellenlängen erreichen, die Polarität und Wertigkeit des Astralkörpers ändern, welche wiederum alle unterbewussten Tätigkeiten des physischen Körpers kontrollieren.

28. Sie erkannten auch, dass eine Änderung in der Polarität und Wertigkeit des Astralkörpers eine radikale und sofortige Änderung im Atemfluss verursacht. So wurde entdeckt, dass die von den Planeten ausgehenden Schwingungsenergien den Atemfluss regeln.

29. Das betrifft der Reihe nach auch alle anderen unterbewussten Tätigkeiten, die eine ähnliche Änderung in der Denkweise des Einzelnen verursachen.

30. Die Änderung der Denkweise beeinflusst die Funktionsweise des magnetischen Gesetzes der Anziehung und Abstoßung. Auf diese Weise wird die Person in eine andere Umgebung gezogen, wo sie Misserfolg oder Erfolg, Kummer oder Glück, Verlust oder Gewinn, Krankheit oder Gesundheit antrifft.

31. Die Yogi-Weisen entdeckten, dass jeder Gedanke die Polarität und Wertigkeit des Astralkörpers verändert.

32. Da es möglich ist, die Gedankenaktivitäten zu regeln, wurde ein Zepter der Macht in die Hände derjenigen gelegt, die in die Mysterien der Yogi-Philosophie eingeführt wurden, durch welche sie die Architekten ihres eigenen Glückes werden und bewusst ihre Gesundheit, Umstände und Erfahrungen kontrollieren können.

33. Lass uns sehen, wie das gemacht wird. Als Erstes veranlasst rhythmisches Atmen alle Moleküle im Körper, dieselbe Richtung einzunehmen. Das bewirkt wiederum einen elektrischen Strom, der den Geist in Willen umändert, da die Nerven unter der Wirkung von elektrischen Strömen Polarität zeigen.

34. Wenn alle Bewegungen des Körpers vollkommen rhythmisch geworden sind, ist aus dem Körper eine riesige Batterie des Willens entstanden. Dieser enorme Wille ist genau das, was der Yogi will, da der Wille konzentrierte Gedanken sind, die den Astralkörper befruchten.

35. Der Astralkörper, der aus einer ätherischen Substanz mit einer sehr hohen Schwingungsrate zusammengesetzt ist, steht in direktem Kontakt mit allen anderen ätherischen Substanzen und mit jedem anderen Astralkörper, der dieselbe Schwingungsrate hat —genauso wie ein Radioempfänger auf jede Schwingung derselben Wellenlänge im Äther eingestellt werden kann.

36. So kontrollieren die inneren Kräfte nicht nur den Körper, sondern auch alle äußerlichen Gegebenheiten und Erfahrungen.

37. Es wird dann offensichtlich, dass es durch die Kontrolle des Inneren oder Geistigen eine einfache Angelegenheit wird, das Äußerliche oder Materielle zu kontrollieren.

38. Wir haben bis dato diese hervorragende innere Natur vernachlässigt. Wir haben auf äußerliche Dinge geschaut, anstatt auf die inneren. Wir haben es leichter gefunden, Bedingungen zu akzeptieren, als ihnen zu widerstehen.

39. In der Entwicklung der inneren oder spirituellen Natur werden die Wahrnehmungen feiner und feiner, bis wir zu begreifen beginnen, dass wir in Verbindung mit dem Königreich des Bewusstseins stehen, von dem wir möglicherweise nicht einmal gewusst haben, dass es existiert.

40. Eine Wiedererkennung deiner inneren oder geistigen Natur ist unabdingbar, bevor Fortschritte jedweder Art gemacht werden können, weil eine solche Wiedererkennung notwendig ist, damit du zu einem Verständnis der schöpferischen Macht des Gedankens kommen kannst, wodurch du befähigt versetzt wirst, das Gesetz in die Tat umzusetzen.

41. Die Bekräftigungen am Ende dieses fünften Teils sind vorbereitet worden, um dir bei der Verwirklichung eines jeden Ideals im Leben zu

helfen, welches du haben mögst.

42. Beim Gebrauch der Bekräftigungen sitze aufrecht, aber bequem mit beiden Füßen auf dem Fußboden. Halte den Rücken gerade. Halte den Gedanken für mindestens 10 Minuten im Geiste, jeden anderen Gedanken ausschließend. Tue das am Abend und am Morgen, zweimal täglich. Zuerst wirst du es schwierig finden, aber es wird allmählich leichter werden, bis der Vorgang natürlich und schließlich fast automatisch wird.

43. Die kontinuierliche Anwendung dieser Übung wird einen wunderbaren Einfluss auf dein Leben haben, weil sich jede Bedingung — physisch, geistig oder umweltbedingt— allmählich ändern muss, um so in Harmonie mit dem Gedanken zu sein, den du im Geiste hältst.

44. Aber die Bekräftigungen werden von keiner Bedeutung für dich sein, wenn du sie nicht verwendest. Dabei wird der Wert völlig von der Zeit und Anstrengung abhängen, die du der Arbeit widmest. Wenn du dir die Zeit nimmst, um von diesen Bekräftigungen Gebrauch zu machen, dann wirst du herausfinden, dass du viel Zeit für alles Andere hast. „Ich hatte keine Zeit", sind die 4 gefährlichsten Wörter in der deutschen Sprache. Sie kennzeichnen die Trennungslinie zwischen Erfolg und Misserfolg für Hunderte von Millionen von Menschen. Ein erfolgreicher Mensch hat viel Zeit; er ist nie in Eile, er weiß, dass es keinen

Grund für Hast gibt; er legt deshalb seine gesamten Gedanken in die Arbeit, die er verrichtet.

45. Wenn du dich auf die augenblicklichen Gedanken konzentrierst; wenn du ihnen deine vollständige Aufmerksamkeit schenkst, wirst du eine Welt voller Sinnhaftigkeit in jedem Satz entdecken. Du wirst dadurch andere Gedanken der Harmonie anziehen und bald die volle Bedeutung der notwendigen Erkenntnisse erfassen, auf die du dich konzentrierst.

46. Wissen wendet sich von selbst nicht an; du als ein Individuum musst die Anwendung machen, und die Anwendung besteht im Befruchten des Gedankens mit einem lebendigen Ziel.

47. Die Zeit und die Gedanken, die ein Großteil der Menschen mit ziellosen Anstrengungen verschwendet, würden Wunder vollbringen, wenn sie richtig geleitet werden würden, mit einer besonderen Sache in Aussicht. Um das zu tun, wäre es notwendig, ihre geistige Kraft auf einen spezifischen Gedanken in den Mittelpunkt zu stellen und daran festzuhalten, um alle anderen Gedanken auszuschließen.

48. Wenn du jemals durch das Objektiv einer Kamera durchgeschaut hast und der Gegenstand nicht im Fokus war, dann hattest du den Eindruck eines schwachen, vielleicht verschwommen Bildes, aber als der richtige Fokus eingestellt wurde, war das Bild klar und scharf.

49. Das veranschaulicht die Macht der Konzentration. Wenn du dich nicht auf das Thema konzentrieren kannst, das du im Blickpunkt hast, wirst du nur einen unklaren, schwachen, vagen, undeutlichen und trüben Umriss deines Ideals haben, und die Ergebnisse werden in Übereinstimmung mit deinem geistigen Bild sein.

BEKRÄFTIGUNGEN

50. Der Geist ist „Eins" und unteilbar; ein Teil kann nicht sein, wo das Ganze nicht ist. „Ich" bin deshalb in Art und Qualität dasselbe wie das Ganze. Der einzige Unterschied besteht im Grad der Ausprägung. „Ich" bin Geist, und bin deshalb ganz, vollkommen, stark, kräftig, liebevoll, harmonisch und glücklich.

51. Der Geist ist das echte Elixier des Lebens, der Stein der Weisen, der Brunnen des ewigen Lebens, die transformierende Macht, die alles in goldene Wahrheit verwandelt, was in der Vergangenheit dunkel und mysteriös schien. „Ich" werde es deshalb meinen höchsten Wünschen in Wort und Tat ermöglichen, sich zu und für die Menschheit auszudrücken.

52. Der Geist ist der einzige Schöpfer, den es gibt. "Ich" erneuere, erfrische und regeneriere deshalb ständig meinen Körper, Tag für Tag, Atom für Atom, aus Essen, Wasser und Luft, und bin deshalb immer neu, kraftvoll und jugendlich und kann meine täglichen

Tätigkeiten leicht und mit Vergnügen ausüben.

53. Geist ist allgegenwärtig und ist alles Leben, alle Kraft und Macht. „Ich" erschaffe deshalb ständig meine eigene Umgebung, und diese Umgebung ist gesund, erbaulich, übereinstimmend und inspirierend und hat große Möglichkeiten für jegliches menschliches Erlangen.

54. Der Geist besitzt die Macht zu denken. „Ich" erschaffe deshalb meinen Körper, meine Umgebung, mein Einkommen durch das, was „Ich" denke. Ich bin aus diesem Grund sehr sorgfältig dabei, an Überfluss für mich selbst und jeden anderen zu denken.

55. Geist ist allwissend. „Ich" kann deshalb sogleich bestimmen, welchen Kurs ich in jedem Notfall nehme, und bin zu jederzeit loyal, taktvoll, aufmerksam, zufrieden und rücksichtsvoll.

56. Der Geist ist allmächtig. „Ich" lasse deshalb nie die Sonne untergehen, ohne eine spezielle Bemühung gemacht zu haben, um jemandem irgendwo irgendwie zu helfen.

57. Ich ruhe mich aus, schlafe und stehe erfrischt und gestärkt auf und nehme fröhlich die Aufgaben und Verantwortungen an, die mich erwarten.

58. Der folgende Teil wird dir von den acht Schritten zur Selbstbeherrschung erzählen. Mit dem letzten Schritt wirst du friedlich und ruhig, um nie

wieder irgendeinen Schmerz zu fühlen, um nie wieder getäuscht zu werden, um dich nie wieder jämmerlich zu fühlen.

FRAGEN UND ANTWORTEN

1. *Was ist Yoga?*

   Yoga ist eine alte Philosophie Indiens. Es ist die Wissenschaft, welche das Bewusstsein im Menschen entwickelt, um auf höhere Schwingungen antworten zu können.

2. *Was ist ein Adept?*

   Ein Adept ist ein Yogi, bzw. einer der die Yoga-Philosophie praktiziert, aber nur in dem Ausmaß, um in dieser Anwendung bewandert zu werden.

3. *Was ist ein Meister?*

   Ein Meister ist ein Yogi, der die Weisheit erlangt hat, mit der er die unsichtbaren Kräfte der Natur überwinden kann.

4. *Wie gelang es ihm, das zu erreichen?*

   Der Meister hat anscheinend siegreich die Kräfte der Natur überwunden und scheint so Wunder zu vollbringen, obwohl er einfach nur die universellen Gesetze in die Praxis umsetzt, die er verstanden hat.

5. *Was ist der Astralkörper?*

   Der Astralkörper ist das magnetische Feld des Individuums.

6. *Wie vergleicht man den physischen Körper in Bezug auf die Elektrizität?*

   Der physische Körper ist ein Elektrodynamo, und der Astralkörper ist das magnetische Feld des Individuums.

7. *Wie erklärt man sich verändernde Bedingungen, wie Verlust oder Gewinn, Sorgen oder Glück, Krankheit oder Gesundheit?*

   Die planetarischen Schwingungen, welche uns mit unsichtbaren Wellen in verschiedenen Wellenlängen erreichen, ändern die Polarität und Wertigkeit des Astralkörpers, der alle unterbewussten Tätigkeiten des physischen Körpers kontrolliert, einschließlich der natürlichen Atmung und den spontanen Gedanken, die uns aus dem Unterbewusstsein erreichen. Änderst du die Denkweise, welche die Tätigkeit des magnetischen Gesetzes der Anziehung und Abstoßung beeinflusst, so wird die Person in eine andere Umgebung gezogen, wo sie Misserfolg oder Erfolg, Kummer oder Glück, Verlust oder Gewinn, Krankheit oder Gesundheit antrifft.

8. *Was ist Prana?*

   Das was die westliche Welt als Äther bezeichnet, nennt der Yogi Prana.

9. *Was sind die Auswirkungen des Pranas?*

   Prana manifestiert Energie, Stärke oder Kraft. Die Fähigkeit, dieses Prana zu verstehen, öffnet deshalb die Tür zu grenzenlosen Möglichkeiten.

10. *Warum verdient die Wissenschaft des Atmens eine ernsthafte Untersuchung?*

    Das Atmen, das wir als eine alltägliche Sache betrachten und das von allen lebenden Wesen geteilt wird, ist ein Thema von höchster Bedeutung, das eine ernsthafte Studie jeder erleuchteten Person verdient.

Mit dem Atem beginnt physisches Leben, und mit dem Atem endet das physische Leben. Der Atem kontrolliert deshalb das Leben oder die innere Natur.

Die innere Natur ist in direktem Kontakt mit der ganzen Natur, allen Personen und allen Dingen; aus diesem Grund wird derjenige, der die innere Natur beherrscht, das ganze Weltall kontrollieren; es wird zu seinem Diener.

Dieses Buch lehrt dich die verschiedenen Methoden, um die Kontrolle zu gewinnen.

TEIL SECHS

Dieser Teil erzählt dir von den Schritten, die notwendig sind, um aus dir einen Yogi zu machen. Er erzählt dir, wie der Yogi Dinge zu sich heranzieht. Er erzählt dir von der harmonischen Aufnahme von allem, was existiert, und von der Aufrechterhaltung von allem, was den edleren Zielen des Lebens dient. Er erzählt dir von Meditation, Konzentration, von der griechischen Kultur und hinduistischen Spiritualität.

DIE ACHT SCHRITTE ZUR SELBSTBEHERRSCHUNG

1. *Raja-Yoga*, wörtlich „das Königliche Yoga", ist die Wissenschaft, um von der inneren Natur Besitz zu ergreifen oder die Gottheit im Inneren zu begreifen. Dieser Prozess wird in acht Schritte aufgeteilt:

    Der erste Schritt: *Yama*

2. Wahrhaftigkeit; Mitgefühl fürs Leben; Nicht-Töten; Nicht-Stehlen; Nicht-Rauben; Mäßigung.

3. Die harmonische Aufnahme von allem, was in der Welt existiert, auf eine Art und Weise, dass die Vitalenergie des Lebens oder die einem zur Verfügung stehenden Ressourcen nicht erschöpft werden, aber dass alles, was gut ist, für ein edles Ergebnis des Lebens in einer qualitativ guten Weise aufrechterhalten wird.

    Der zweite Schritt: *Niyama*

4. Reinheit; Zufriedenheit; sich einem Ideal ergeben. Der Status der Reinheit ist unumgänglich. Die Millionen Poren des Körpers sind Strassen, durch die das Leben funktioniert. Sie müssen sauber gehalten werden. Das Äußere muss so sauber gehalten werden wie das Innere. Innere Reinheit muss im Äußeren ihren Ausdruck finden.

5. Dazu muss ebenso die geistige Reinheit vorhanden sein. Um über irgendein Thema einer erbaulichen Natur zu meditieren, ist es notwendig, frei von

Boshaftigkeit, Hass, Unfreundlichkeit und ähnlichem zu sein. Durch eine solche geistige Handlung wird das „Innere Selbst" gereinigt und der Gedanke kann klar funktionieren, um das gewünschte Ziel zu erreichen.

6. Zufriedenheit ist ein Geisteszustand, der keinem anderen Gedanken erlaubt, eine besondere Idee zu stören, über die der Anhänger meditiert. Es ist unabdingbar, dass keine umherschweifenden Gedanken in den Verstand eintreten, damit sie nicht das Gleichgewicht des Individuums stören.

Der dritte Schritt: *Asana*

7. Körperhaltung; Ausgeglichenheit. Man soll eine bequeme Position einnehmen, so dass das Physische nicht die Aufmerksamkeit auf sich selbst lenken kann. Dem Gedanken muss erlaubt werden, ungehindert seinem Auftrag zu folgen. Der Zustand der Ausgeglichenheit drückt Wille und Vernunft aus, in welchem sich der höhere Geist durch Aufrichtigkeit und Wahrhaftigkeit darstellt.

Der vierte Schritt: *Pranayama*

8. Die Kontrolle der Vitalkräfte im Körper. Das bedeutet, dass wir die Lebenskraft auf solche Art und Weise beeinflussen müssen, so dass sie nicht auf Kosten aller anderen Bedürfnisse der Seele die komplette Alleinherrschaft für sich beansprucht .

Der fünfte Schritt: *Prathyahara*

9. Den Geist nach innen kehren; Selbstüberprüfung;

durch vorherige Erfahrungen bekannte Auswirkungen; Anwendung des erlangten Wissens, um Gegenstände und ihre Folgen zu unterscheiden, ob unmittelbar oder entfernt.

Der sechste Schritt: *Pharana* (Konzentration)

10. Das Ordnen der Gedanken und seiner Objekte zum Zweck des Auswählens dessen, was für unsere Arbeit von Bedeutung ist.

Der siebte Schritt: *Dhyana* (Meditation)

11. Über den durch Konzentration ausgewählten Gegenstand soll jetzt meditiert werden, mit dem Zweck, den Gegenstand zu verschönern, so dass der Gedanke darauf und hindurch scheinen kann.

12. Wenn du im Zustand der Meditation ein Thema aufnehmen und vertieft daran denken kannst, bis du im Stande bist, seinen Ursprung sowie seine Beziehung zu allen anderen Dingen zu erfahren. Du wirst in diesem Zustand erkennen, dass ein Gedanke den anderen andeuten wird, bis du schließlich die komplette Reihenfolge entdeckst. All deine Probleme können auf diese Weise gelöst werden.

Der achte Schritt: *Nirvana*

13. Ein Zustand, den nur ein großer Anhänger durch angestrengte Disziplin erreichen kann und durch den Ebenen erreicht werden, die außerhalb unserer Reichweite liegen. In diesem Zustand ist alles vollkommen, es ist eine Einheit in allem, was besteht.

In dieser gelassenen Stille sind alle Unterschiede gebändigt worden. Alles ist vollkommen.

14. Im ersten Schritt wirst du erkennen, dass du Weisheit bekommst.

15. Mit dem zweiten Schritt wird der Geist aufhören, unzufrieden zu sein.

16. Mit dem dritten Schritt wirst du sicher sein, dass du die Wahrheit gefunden hast.

17. Mit dem vierten Schritt wirst du wissen, dass der Morgen anbricht, und mit Mut wirst du durchhalten, bis das Ziel erreicht ist.

18. Mit dem fünften Schritt wirst du erkennen, dass alle Schmerzen verschwinden werden. Es wird für alles Physische, Bewusste oder Geistige unmöglich sein, dir Schmerz zuzufügen.

19. Mit dem sechsten Schritt wird Freiheit kommen. Mit dem Erlangen der Freiheit wirst du nichts benötigen, um dich glücklich zu machen, weil du das Glück selbst bist.

20. Mit dem siebten Schritt wirst du erkennen, dass dieses Wissen von nichts Anderem abhängig ist; dass es in sich vollkommen ist.

21. Der achte Schritt wird der letzte Zustand sein, und du wirst friedlich und ruhig werden, um nie wieder Schmerz zu fühlen, um nie wieder getäuscht zu werden, um dich nie wieder jämmerlich zu fühlen.

22. Das große Hindernis auf dem Weg zur Meisterschaft ist der Zweifel. Wir sind voller Zweifel; sogar der Beste von uns wird manchmal zweifeln, aber mit Übung wird innerhalb von ein paar Tagen ein flüchtiger Einblick kommen, genug, um uns Ansporn und Hoffnung zu geben.

23. Zum Beispiel: Nach den ersten paar Monaten der Ausbildung wirst du anfangen zu erkennen, dass du die Gedanken eines anderen lesen kannst; sie werden zu dir in Form von Bildern kommen. Vielleicht, wenn du deinen Geist konzentrierst oder es zumindest versuchst so zu tun, wirst du etwas in der Ferne Geschehenes hören. Diese flüchtigen Augenblicke werden am Anfang nur kurz kommen, aber lang genug, um dir Vertrauen, Kraft und Hoffnung zu geben.

24. Um solche Ereignisse zu bewirken, musst du das Gesetz kennen und es anwenden. Wunder sind die Taten von großen Seelen, welche die natürlichen Gesetze studiert haben und die zu einem günstigen Zeitpunkt eine Handlung durchgeführt haben, die außerhalb des Wissens der Massen war und aus diesem Grund als „Wunder" bezeichnet wurde.

25. Du erfährst täglich die Errungenschaften großer Seelen in den verschiedenen Bereichen menschlichen Fortschritts. Sie haben auf keinen Fall etwas zu den Elementen, aus denen dieses Weltall zusammengesetzt ist, <u>hinzugefügt</u>, aber sie haben die elementaren Formen in passenden

Kombinationen benutzt und so die gewünschten Ergebnisse erhalten.

26. Als Sokrates dazu verurteilt wurde, den Schierling zu trinken und die Leute seine Flucht planten, lehnte er Hilfe mit der Feststellung ab, dass er, falls er dem Gesetz auswich, die Strafe bezahlen werden müsse. Er war ein Philosoph. Er hatte keine Hochschulbildung, aber zu seinen Anhängern zählen Millionen. Er hat im Bewusstsein der menschlichen Familie ruhmvolle Gedanken von herrlicher Männlichkeit fest verankert. Seine Lehren tragen zum Bild des „Übermenschen" bei, und diese „Übermenschen" betreiben „Pranayama".

27. Die Yoga-Philosophie ist weder sonderbar noch mysteriös.

28. Geheimnistuerei schwächt. Nur weil eine Philosophie nicht verstanden wird, ist sie nicht unbedingt mysteriös. Die ungewöhnliche Macht der sogenannten Meister und Yogis ist einfach das Ergebnis eines Verständnisses bestimmter Naturgesetze, in dessen Besitz jeder kommen kann.

29. Die Yoga-Philosophie wurde vor mehr als 4.000 Jahren entdeckt und wurde der Welt durch die alten Meister vollständig geschildert, formuliert und klar und knapp verabreicht.

30. Ein Yogi lügt nie oder veranlasst einen anderen, eine Lüge zu erzählen, oder billigt ein solches Verhalten von anderen.

31. Der Yogi weiß, dass der leichteste Weg, um glücklich zu sein, der ist, andere glücklich zu machen.

32. Wenn diese Macht der Wahrheit in Gedanken, Worten und Taten gegründet wird, kann er einem Mann sagen: „Sei gesegnet", und dieser Mann wird gesegnet sein. Wenn ein Mann krank ist und er ihm sagt: „Sei Du vollkommen", wird es getan sein.

33. Indem du geistige Macht entwickelst, kannst du alles durchdringen. Nimm zum Beispiel das Bohren eines Brunnens. Wenn du eine Diamantbohrmaschine hast, wird sie Felsen oder alles andere durchbohren, was ihr in den Weg kommt. So ist es auch mit der geistigen Macht. Sie kann bis zum Grenzgebiet der Existenz vordringen und Erfahrungen empfangen, die dem Uneingeweihten wunderbar erscheinen können.

34. Die körperliche Fähigkeit mag ihre Beschränkungen haben, aber geistige Fähigkeit kennt keinerlei Grenzen. Sie wird bis zum entferntesten Punkt der Welt durchdringen, sie wird sich mit dem Unendlichen in Verbindung setzen, sie wird das Unmögliche möglich machen.

35. Gedanken können uns an den Punkt bringen, wo wir die große und glorreiche „Erste Ursache" antreffen und uns so unserer Einheit mit der Quelle gewahr werden.

36. Es gibt etwas außerhalb unseres Bewusstseins, „Kosmisches Bewusstsein" genannt, das größer ist

als unser Bewusstsein. Um es zu veranschaulichen: Das „Kosmische Bewusstsein" ist das allgemeine Kraftwerk, und wir sind Dynamos, durch die das allgemeine Kraftwerk seine Energie verteilt.

37. Damit du dir über das Gesetz der Anziehung Dinge holen kannst, ist es notwendig, dieses „Kosmische Bewusstsein", das im Inneren sowie im Äußeren ist, anzuerkennen und dein Selbst darauf abzustimmen.

38. Beim Studium der Yoga-Philosophie wirst du erkennen, dass du das vollbringen kannst. Wenn du an eine Kette gelegt bist, egal ob diese Kette aus Gold oder etwas Geringerem gemacht ist, es ist immer noch eine Kette.

39. Derjenige, der einen anderen unterdrückt, ist genauso in Knechtschaft wie der Unterdrückte.

40. Die Yoga-Philosophie ist ein System, sich der „Kosmischen Gesetze" zu bedienen. Wir verwenden das Wort „System", weil es eine Methode ist, durch die wir unsere Energie anwenden können, um mit weniger Zeit- und Arbeitsaufwand bessere Ergebnisse zu erzielen.

41. Die Handhabung dieses Systems wird „Pranayama" genannt.

42. Prana ist Leben in Aktion —kraftvolle Handlungen, Bewegung, schöpferische Energie.

43. Pranayama ist die Kontrolle dieser aktiven Kraft, oder potenziellen Energie.

44. Die griechische Kultur gab die Erlaubnis zu einem vollen Leben auf Erden, mit all ihren bis an die Grenzen reichenden Verlockungen.

45. Für die Griechen bedeutete Mäßigung die harmonische Anpassung von gegensätzlichen Neigungen, die richtige Mischung von Symmetrie, Proportion, Gleichgewicht und Harmonie. Diese wird in ihrer Architektur ausgedrückt, aber nicht nur in sich selbst, sondern auch im Rahmen der Landschaft, der Gewässer und des Himmels.

46. Mit alledem wurde kein Versuch gemacht, um einen neuen geistigen Kampf oder höheres Streben auszudrücken, sondern um großartige, verlockende Ordnung und Rhythmus zu bilden. Das Zeitalter von Perikles und die Arbeiten von Phidias sind typisch für die griechische Auffassung vom Leben.

47. Wir sind den Griechen für das Ideal eines klaren Verstandes in einem gesunden Körper zu Dank verpflichtet, aber der Yogi tritt für dieselbe Idee ein sowie für eine edle Spiritualität. Die Götter und Göttinnen Griechenlands wurden in symmetrischer Form und Schönheit ausgedrückt, aber diese Sinnesfreuden hielten den Spuren der Zeit nicht stand.

48. Die Griechen als Nation erhoben sich nicht zu einer geistigen Vorstellung des Lebens, wie die Hindus es tun. Das Bewusstsein der Hindus drang in einen überbewussten Zustand ein, in dem sie den

glückseligen Zustand reinen Gleichmuts genießen.

49. Die Äußerungen der edlen Heiligen und Weisen des alten Indiens hat die indische Welt mit den Gedanken der Upanishaden[1], den vedischen Lobliedern und den Epos von Ramayana[2] und Mahabharata[3] erfüllt, die ihr Volk noch immer durch ihre poetische Schönheit, vermischt mit ihrer scharfsinnigen Philosophie, begeistern.

50. Wir in der westlichen Welt haben jetzt die Gelegenheit, die Schönheit und Symmetrie des griechischen Ideales mit dem geistigen Verstand der hinduistischen Philosophie zu verbinden.

---

1 Die Upanishaden (Sanskrit, f., उपनिषद्, upaniṣad, wörtl. „das Sich-in-der-Nähe-Niedersetzen"; gemeint ist damit: „sich zu Füßen eines Lehrers (Guru) setzen", aber auch geheime, belehrende Sitzung) sind eine Sammlung philosophischer Schriften des Hinduismus und Bestandteil des Veda.
2 Das Ramayana (Sanskrit, n., रामायण, rāmāyaṇa, für „auf Rama bezüglich") ist nach dem Mahabharata das zweite indische Nationalepos. Im Gegensatz zum Mahabharata handelt es sich um eine Kunstdichtung (Adikavya), als Autor ist Valmiki verbürgt. Die genaue Entstehungszeit ist unklar, sie liegt zwischen dem 4. Jh. v. Chr. und dem 2. Jh. n. Chr. Seine heute bekannte Form (mit sieben Büchern) dürfte das Ramayana im 2. Jh. n. Chr. erreicht haben.
3 Das Mahabharata (Sanskrit, n., महाभारत, mahābhārata „die große Geschichte der Bharatas") ist das bekannteste indische Epos. Man nimmt an, dass es erstmals zwischen 400 v. Chr. bis 400 n. Chr. niedergeschrieben wurde, aber auf älteren Traditionen beruht. Es umfasst etwa 100.000 Doppelverse. (Quelle: Wikipedia)

FRAGEN UND ANTWORTEN

1. *Was ist Raja Yoga?*

   Raja-Yoga, wörtlich „das Königliche Yoga", ist die Wissenschaft, um die innere Natur zu überwinden oder die Gottheit im Inneren zu begreifen. Derjenige, der sich selbst besiegt, kann alles andere besiegen.

2. *Welche sind die acht notwendigen Schritte?*

   Die acht notwendigen Schritte zur Beherrschung des Yogas sind:

   Der Erste Schritt: *Yama* oder Wahrhaftigkeit; Mitgefühl fürs Leben; Nicht-Töten; das Nicht-Stehlen; das Nicht-Berauben; Mäßigung.

   Der zweite Schritt: *Niyama* oder Physische und Geistige Reinheit; Zufriedenheit.

   Der dritte Schritt: *Asana* oder Haltung und Ausgeglichenheit.

   Der vierte Schritt: *Pranayama* oder das Kontrollieren der Vitalkräfte im Körper.

   Der fünfte Schritt: *Prathyahara* oder den Geist aufs Innere richten.

   Der sechste Schritt: *Paharana* oder Konzentration.

   Der siebente Schritt: *Dhyana* oder Meditation.

   Der achte Schritt: *Nirwana*

3. *Was ist das Ergebnis des ersten Schrittes?*

   Das Ergebnis des ersten Schrittes, „Yama", wird eine Verbesserung in der Qualität all dessen sein, was den edleren Zwecken des Lebens dienlich ist. Beim ersten Schritt wirst du erkennen, dass du Weisheit erhältst.

4. *Der zweite Schritt?*

   Das Ergebnis des zweiten Schrittes, „Niyama", wird die Verwirklichung der inneren und äußeren Reinheit sein und der persönlichen Reinheit des Geistes und Körpers sein, welches auch das Reinigen des Bewusstseins von negativen Gedanken einschließt, so dass der reine Gedanke klar fungieren kann, um seine Ideale zu erreichen. Mit dem zweiten Schritt wird der Geist aufhören unzufrieden zu sein.

5. *Der dritte Schritt?*

   Das Ergebnis des dritten Schrittes, „Asana", wird ein Zustand des Gleichgewichts sein, das dem Gedanken erlaubt, seinem Auftrag ungehindert zu folgen. Wille und Vernunft drücken sich in Ausgeglichenheit aus und werden sich bei höheren Denkern als Aufrichtigkeit und Wahrhaftigkeit darstellen. Mit dem dritten Schritt wirst du wissen, dass du die Wahrheit gefunden hast.

6. *Der vierte Schritt?*

   Das Ergebnis des vierten Schrittes, „Pranayama", wird die Fähigkeit sein, die Lebenskräfte des

Körpers zu kontrollieren und sie für die Bedürfnisse der Seele einzusetzen. Mit dem vierten Schritt wirst du wissen, dass der Morgen anbricht; mit Mut wirst du durchhalten, bis das Ziel erreicht ist.

7. *Der fünfte Schritt?*

    Das Ergebnis des fünften Schrittes, „*Prathyahara*", wird die Fähigkeit sein, bekannte Auswirkungen vorheriger Erfahrungen zu analysieren, um Wissen durch Anwendung zu erlangen und Gegenstände und ihre Folgen, ob unmittelbar oder entfernt, deutlich zu unterscheiden. Mit dem fünften Schritt wirst du erkennen, dass alle Schmerzen verschwinden werden. Es wird für alles Physische, Bewusste oder Geistige unmöglich sein, dir Schmerz zuzufügen.

8. *Was kommt mit dem sechsten Schritt?*

    Mit dem sechsten Schritt wird „*Pharana*" kommen, die Fähigkeit des Ordnens von Gedanken und seiner Objekte zu dem Zweck, aus ihnen das auszuwählen, was für unsere Arbeit von Bedeutung ist. Mit dem sechsten Schritt wird Freiheit kommen. Mit dem Erlangen der Freiheit wirst du nichts benötigen, was dich glücklich macht, weil du das Glück selbst bist.

9. *Was wird mit dem siebten Schritt kommen?*

    Mit dem siebten Schritt, „*Dhzana*", wird die Macht kommen, um über ein Thema zu meditieren, welches du durch Konzentration bei *Pharana* ausgewählt hast, mit dem Zweck, den Gegenstand zu verschönern, so dass der Gedanke in ihn hinein und hindurch scheinen kann. Du wirst es in Beziehung zu allen anderen Dingen sehen können. Ein Gedanke wird einen anderen hervorrufen, bis all das, was über die Sache gedacht werden kann, auch gedacht wurde. Alle Probleme können auf diese Weise gelöst werden. Mit dem siebten Schritt wirst du erkennen, dass die von dir erworbenen Kenntnisse dann von nichts anderem mehr abhängig sind — dass sie in sich vollkommen sind.

10. *Was wird mit dem achten Schritt kommen?*

Mit dem achten Schritt, „Nirwana", kommt die Vollkommenheit allen Denkens über alles. Das ist die Vollkommenheit und Einheit von allem, was besteht. Alle Unterschiede sind überwunden worden. Alles ist vollkommen. Der achte Schritt wird der letzte Zustand sein, und du wirst friedlich und ruhig werden — nie wieder wirst du Schmerz fühlen, nie wieder getäuscht werden, nie wieder dich jämmerlich fühlen.

TEIL SIEBEN

Dieser Teil überreicht dir die Regeln für rhythmisches Atmen, um das Angebot an Lebensenergie zu erhöhen. Er gibt dir auch eine Übung für die Umwandlung der Sexualenergie, welche vorher noch nie offenbart wurde.

DIE VEREDELUNG DER SCHÖPFERISCHEN ENERGIE

1. Um das Leben zu verlängern, brauchen wir leistungsstarke Lungen. Beim gewöhnlichen Atmen benutzen wir nur einen Teil der Lungen, außer wenn wir mehrmals am Tag eine korrekte Tiefenatmung durchführen. Diejenigen Teile der Lungen, die weniger gebraucht werden, werden mit der Zeit verkümmern und das Endergebnis wird Krankheit sein.

2. Mache es dir zur Gewohnheit, jeden Tag im Freien für ungefähr zehn Minuten tiefes Atmen zu betreiben.

3. Beim tiefen Einatmen sollst du die unteren, mittleren und oberen Teile der Lunge — d. h. die gesamte Lunge — langsam und mit einem gleichmäßigen Atemzug bis zur Kapazität füllen.

4. Jeder Atemzug ist mit drei Handlungen verbunden: Einatmen, Zurückhalten und Ausatmen. Bei gewissen Atemtechniken wird ein Intervall zwischen zwei Atemzüge beobachtet, und während solcher Intervalle findet keine Atmung statt, und die Lungen sind ziemlich leer.

5. Beim rhythmischen Atmen ist es daher unabdingbar, die Zeitdauer dieser Tätigkeiten zu beobachten. Einige Yogis sind es gewöhnt, diese Prozesse zeitlich durch den Herzenschlag oder den Pulses

festzulegen, um so in Übereinstimmung mit dem Körperrhythmus jener Person zu sein.

6. Halte während des Übens von Tiefenatmung den Atem an, indem du beide Nasenlöcher mit deinen Fingern schließt. Es ist nicht ratsam, den Atem durch das Zusammenziehen der umliegenden Muskeln im Hals stecken zu lassen, da dies schädlich ist.

7. Um das Gehirn zu stimulieren, halte den Atem durch das Schließen der Nasenlöcher zurück und erlauben es ihm, in den Nasenhöhlen und im oberen Teil der Luftröhre zu zirkulieren.

8. Beim Üben musst du immer die folgenden Regeln beachten. Sie sind sehr wichtig.

9. Indem du diese Regeln einhältst, kannst du das Leben verlängern und Jugend und Gesundheit behalten —frei von Verfall. Einige von diesen Regeln sind vorher noch nie offenbart worden.

10. Das Einatmen und Ausatmen sollte sehr langsam vollzogen werden. So wie du weiter übst, sollst du versuchen, die Zeit zu verlängern, die du bei jedem Ein- und Ausatmen brauchst, indem du die Luft mit einem in die Länge gezogenen dünnen Atemfluss sehr langsam ein- und ausatmest.

11. Das langsame Einatmen hilft den Ida und Pingala Nerven sehr, um mehr von der ätherischen Energie zu absorbieren. Das hilft auch, die Luft zu filtern

und zu erwärmen, wenn sie durch den krummen Nasengang führt. Ein schnelles Einatmen macht all diese drei Voraussetzungen des Atmens zunichte.

12. Das schnelle Ausatmen bewirkt, dass viel Baumaterial aus dem Blut der Lungen weggetragen wird. Das zerstreut die Energie und schwächt den Körper. Das langsame Ein- und Ausatmen wird dir allmählich volle Kontrolle über alle Atemmuskeln geben.

13. Übe dich darin, nach und nach die Zeit des Zurückhaltens und Pausierens zwischen zwei Atemzügen zu verlängern. Das oxidiert das Blut zur Gänze, verleiht den Lungen Ausdauer und beschleunigt die Blutzirkulation.

14. Atme ganz ein, bis sich der Unterbauch aufbläht, und atme zur Gänze aus, bis er ganz zurückweicht. Das massiert alle inneren Organe dieses Bereichs und regt sie zur normalen Tätigkeit an.

15. Bedenke, dass du bei jeder Einatmung Prana und Sauerstoff aus der Luft aufnimmst und speicherst.

16. Beobachte den Rhythmus und versuche die positiven und negativen ätherischen Ströme auszugleichen, entweder durch das abwechselnde Einatmen für eine gewisse Zeit durch jedes Nasenloch oder durch das abwechselnde Einatmen einer Anzahl von Atemzügen durch jedes einzelne Nasenloch.

SPEZIELLE ÜBUNGEN

17. Stehe oder sitze mit dem Rücken gerade, öffne den Mund und lege die Zungenspitze an die Wurzel der oberen Zahnreihe. Schließe jetzt beide Nasenlöcher mit den Fingern und atme durch den Mund langsam einen langen Atemzug ein. Dann atme durch den Mund langsam den ganzen Atem aus den Lungen wieder aus, den Unterbauch zusammenziehend. Übe das ungefähr 10 Mal. Die Durchführung dieser Übung wird das Blut reinigen.

18. Stehe oder sitze mit dem Rücken gerade, spitze deine Lippen an, tue so, als wenn du pfeifst, indem du ein kleines Loch lässt. Schließe jetzt deine Nasenlöcher mit den Fingern und atme durch den spitzen Mund langsam einen tiefen Atemzug ein. Schließe den Mund und atme durch die Nasenlöcher aus. Übe das ungefähr 10 Mal. Das wird Krankheiten heilen, die einem unreinen Blut zuzuschreiben sind.

19. Übe das Pfeifen jeden Tag für ungefähr 5 Minuten. Das wird die Lungen stärken und ebenso das Blut reinigen.

20. Wenn du keine Gelegenheit findest, um jeden Tag herzlich zu lachen, dann kannst du jeden Tag für zwei oder drei Minuten ein künstliches Lachen üben. Beim Üben versuche dieselben Bewegungen des Mundes, der Lunge und des Zwerchfells nachzumachen, so wie wenn du natürlich lachst.

21. Wechsle das rhythmische Atmen ab.

22. Der Yogi stützt seine rhythmische Zeit auf eine Einheit, die seinem Herzschlag entspricht. Der Herzschlag ist bei jeder Person unterschiedlich. Für jede Person liegt die richtige rhythmische Einheit in seinem eigenen Atemrhythmus. Stelle deinen normalen Herzschlag fest, indem du deinen Finger auf den Puls legst, und zähle dann 1-2-3-4-5-6-7-8; 1-2-3-4-5-6-7-8 usw., bis der Rhythmus in deinem Bewusstsein verankert ist. Mit ein wenig Praxis wird der Rhythmus festgelegt, so dass du leicht im Stande sein wirst, ihn wiederzugeben. Einige Yogis praktizieren das rhythmische Atmen durch die Messung der Zeit der Einatmung, Zurückhaltung, Ausatmung und den Pausen zwischen den Atemzügen.

23. Weiter unten werden drei Übungen gegeben, von denen sich jede von der anderen unterscheidet. Du kannst diejenige praktizieren, die du bevorzugst.

(a) Atme ein, 8 Herzschläge zählend; halte an, 32 Herzschläge zählend; atme aus, 16 Herzschläge zählend; keine Unterbrechungen zwischen den Atemzügen. Während du fortschreitest, kannst du die Zeit des Einatmens, Anhaltens und Ausatmens immer im Verhältnis von 1:4:2 verlängern.

(b) Atme 8 Herzschläge zählend ein; halte 16 Herzschläge zählend an; atme 8 Herzschläge zählend aus; keine Unterbrechungen zwischen den

Atemzügen. Nach einiger Praxis kann die Zeit des Ein- und Ausatmens verdoppelt, verdreifacht oder vervierfacht werden.

(c) In dieser Übung vergrößerst du die Zeit der Zurückhaltung allmählich von 16 bis 24, 32, 40, 48, 56 oder einer Vielzahl von 8 (was das Wichtigste ist), selbst wenn die Zeit des Ein- und Ausatmens bei 8 Herzschlägen bleibt.

24. Es gibt Yogis, die nach jahrelangem Praktizieren dieser Übung im Stande sind, den Atem für eine oder sogar zwei Stunden anzuhalten. Das erscheint dem gewöhnlichen Menschen als ein Wunder.

25. Abwechselnde Atmung: Schließe das linke Nasenloch und atme einen Atemzug langsam durch das rechte Nasenloch ein. Atme aus, ohne dasselbe (rechte) Nasenloch zuzuhalten. Atme jetzt links ein und wieder aus. Übe es einige Male, abwechselnd durch jedes Nasenloch.

26. Atemübung für die Gedankenkontrolle: Schließe das linke Nasenloch und nimm mit dem rechten einen Atemzug. Halte den Atem an, so lange du kannst; versuche dich auf die Tätigkeit —den Atem anzuhalten— zu konzentrieren, ohne es irgendwelchen Gedanken zu erlauben, in dein Bewusstsein einzutreten. Atme rechts aus und atme links ein und verfahre gleichermaßen. Der Versuch, jedes Mal die Gedanken zu kontrollieren, wenn die Luft in den Lungen ist, wird einem

helfen, sich mit Leichtigkeit die Gewohnheit der Gedankenkontrolle anzueignen.

27. Andere Methoden, um Gedanken zu kontrollieren, sind durch Konzentration auf einen Ton, wie z.B. das Ticken einer Uhr oder auf ein tiefes Schweigen, in dem du auf ein „leises Stimmchen" hörst, oder die Konzentration des Blickes auf einen Gegenstand oder auf die Leere. Durch das Verbinden einer oder mehrerer dieser Konzentrationsmethoden mit der Atmung kannst du in einer sehr kurzen Zeit die Kunst der Gedankenkontrolle erwerben.

28. Hier folgt eine Pranayama-Übung für die Umwandlung der Sexualenergie. Um eine Übertragung der Fortpflanzungsenergie entweder zum Solarplexus, Gehirn, Herz- oder Lungenbereich zu bewirken, wenn der sexuelle Trieb am stärksten ist, solltest du, wenn du ein Mann bist, zuerst den Atemfluss des rechten Nasenlochs stoppen, oder den Atemfluss des linke Nasenlochs, wenn du eine Frau bist. Du kannst die ganze Übung hindurch das erforderliche Nasenloch mit einem der Finger geschlossen halten. Stehe oder sitze aufrecht, mit den Füßen gerade auf dem Fußboden und atme einen tiefen Atemzug durch das offene Nasenloch ein. Den Atem anhaltend, dehne den Bauchbereich mehrere Male aus und ziehe ihn wieder zusammen, dann atme aus. Atme wieder durch dasselbe Nasenloch ein und verfahre wie zuvor.

29. Wenn du drei oder vier Atemzüge wie

beschrieben einatmest, dann werden die Gefühle bezwungen, aber jetzt musst du die Energie an den entsprechenden Bereich übersenden. Tue das, indem du noch einen Atemzug einatmest und ihn zurückbehältst und ziehe dann den After zusammen, ohne den Bauch auszudehnen oder zusammenzuziehen. Befehle geistig, dass die Energie zum benötigten Bereich gesandt wird. Atme aus und atme noch einen anderen Atemzug ein und ziehe den After wie zuvor zusammen. Wenn du den Akt des Zusammenziehens des Afters gemeistert hast, dann wirst du sofort die die Genitalien belebenden ätherischen Energien spüren, wie sie nach oben ziehen.

30. Erinnere dich, dass das Wesentlichste in der Umwandlung der Sexualenergie das Zusammenziehen des Afters ist. Es sollte keine Zusammenziehung oder Ausdehnung des Unterbauchs geben, lediglich eine innere Handlung der Eingeweide und der Muskeln des Afters.

FRAGEN UND ANTWORTEN

1. *Warum sollten wir Tiefenatmung üben?*

   Wir sollten mehrere Male am Tag Tiefenatmung üben, weil, wenn wir es nicht tun, diejenigen Teile der Lungen, die weniger gebraucht sind, mit der Zeit verkümmern und das Endergebnis Krankheit sein wird. Um das Leben zu verlängern, brauchen wir leistungsstarke Lungen. Beim gewöhnlichen Atmen verwenden wir nur einen Teil der Lungen, außer wenn wir korrektes, tiefes Atmen mehrmals am Tag üben. Beim tiefen Einatmen füllen wir die Lungen langsam mit einem gleichmäßigen Atemfluss, und so stärken wir die Lungen und verlängern unser Leben.

2. *Wie praktizieren die Yogis rhythmisches Atmen?*

   Der Yogi beobachtet die Zeitspanne des Atemrhythmuses. Jeder Atemzug ist mit drei Handlungen verbunden; dem Einatmen, Zurückhalten und Ausatmen. Einige Yogis sind es gewöhnt, diese Prozesse zeitlich durch den Herzenschlag oder den Puls festzulegen, so dass der Atemrhythmus in Übereinstimmung mit dem Körperrhythmus ist.

3. *An welche erste wichtige Regel gilt es sich bei Atemübungen zu erinnern?*

   Die erste wichtige Regel, an die man sich bei Atemübungen erinnern sollte, ist ein sehr langsames Einatmen in einem lang anhaltenden dünnen Strom.

4. *Warum ist das notwendig?*

   Weil das langsame Einatmen für Pingala und Ida Nerven sehr hilfreich ist, um mehr von der ätherischen Energie aufzunehmen. Es hilft auch, die Luft zu filtern und zu erwärmen, während sie durch den windenden Nasengang fließt.

5. *Welche ist die nächste wichtige Regel?*

   Die nächste wichtige Regel, die bei Atemübungen nicht vergessen werden sollte, ist sehr langsam, in einem langen dünnen Strom, auszuatmen. Langsames Ausatmen hält viel Baumaterial im Blut der Lungen zurück, was schnelles Ausatmen wegträgt. Folglich bewahrt das langsame Ausatmen Energie und stärkt den Körper.

6. *Wie lautet die dritte Regel?*

   Die dritte wichtige Regel ist, nach und nach das Zurückhalten und Pausieren zwischen zwei Atemzüge zu verlängern.

7. *Warum soll das getan werden?*

   Weil es das Blut vollkommen mit Sauerstoff anreichert, den Lungen Ausdauer gibt und die Zirkulation des Blutes beschleunigt.

8. *Welche ist die nächste wichtige Regel?*

   Die nächste wichtige Regel ist, völlig einzuatmen, bis sich der Unterbauch ausgedehnt hat und völlig auszuatmen, bis der Unterbauch ganz zurückweicht.

9. *Was wird dadurch bewirkt?*

Das sollte getan werden, weil es alle inneren Organe dieses Bereichs massiert und sie zur normalen Tätigkeit anregt. Bedenke bei jeder Einatmung, dass du aus der Luft Prana und Sauerstoff aufnimmst und speicherst.

10. *Welche sind die nächsten zwei Regeln?*

Die folgenden zwei Regeln bestehen darin, den Rhythmus zu beobachten und zu versuchen, die positiven und negativen ätherischen Ströme auszugleichen, indem du entweder abwechselnd für eine gewisse Zeit durch jedes Nasenloch einatmest oder eine Anzahl von Atemzügen abwechselnd durch jedes Nasenloch vornimmst.

Erinnere dich: richtiges Atmen verlängert das Leben, erhält die Jugend und bringt Gesundheit frei von Zerfall.

TEIL ACHT

Dieser Teil erzählt dir von den drei Phasen des Lebens oder den Stadien des Seins. Er erzählt dir von der unendlichen, allgegenwärtigen und sich manifestierenden Macht des Universums. Er erzählt dir von einer Methode, um diese Kraft zu kontrollieren. Er erzählt dir von einer anziehenden Kraft, die Stärke von der universellen Schatzkammer der Macht bezieht. Er erzählt dir von der pessimistischen, unentwickelten, unreifen tierischen Kraft, die nach Befriedigung der Sinne sucht und nach sonst nichts. Er erzählt dir von einer mächtigen Kraft, die schlafend an der Basis der Wirbelsäule liegt, und wie du durch ihr Erwachen wunderbare Kräfte entwickeln kannst. Er erzählt dir, wie du deinen Körper reinigen und ihn zu einem Zentrum strahlenden Magnetismus' machen kannst.

DIE ANWENDUNG DER UNENDLICHEN MACHT

1. In der Yoga-Philosophie gibt es drei Phasen oder Zustände des Seins:

    Akasa - Prana - Pranayama

2. *Akasa* — Die Leere. In Akasa ist das, aus dem alles erschaffen wurde; das allgegenwärtige, unendliche Material des Universums.

3. *Prana* — Die unendliche, allgegenwärtige, darstellende Macht des Universums.

4. *Pranayama* ist die Methode, um Akasa und Prana zu kontrollieren.

5. Es ist die Anwendungsmethode dieser Kräfte.

6. Somit ist Akasa die unendliche Substanz, aus der alles erschaffen worden ist.

7. Prana ist die Manifestation der Substanz oder die unendliche Substanz in Bewegung, und Pranayama die Methode, um diese unendliche Kraft zu kontrollieren.

8. Prana ist die Lebenskraft.

9. *Yama* ist die Kontrolle über diese Kraft.

10. *Chitta* ist der Stoff des Bewusstseins. Die verschiedenen Phasen des Bewusstseins, vom ruhenden bis zum hoch-aktiven. Chitta ist die

magnetische Kraft, die Macht aus dem Universellen Bewusstsein anzapft, welches das Lagerhaus (für Energie, Anm. d. Ü.) darstellt.

11. *Vritti* ist die Kraft, welche die Aufmerksamkeit blockiert oder ablenkt. Die Sinne sind äußerliche Instrumente, welche die Eindrücke zum Gehirnzentrum befördern. Vritti sind die Wellen, welche die Aussicht versperren und es schwierig machen, das wahre „Ich" zu erkennen.

12. *Dharana* (Sanskrit, von dhri, unterstützen, tragen, halten, Anm. d. Ü.) ist Konzentration. Um dich zu konzentrieren, warte und beobachte, wie sich das Bewusstsein bewegt; gib ihm all die Zeit, die es braucht, um zu wandern, und allmählich wird sich dieses Wandern reduzieren. Halte oder fokussiere dein Bewusstsein auf einen bestimmten Punkt und das Ergebnis wird Konzentration sein.

13. Nimm zum Beispiel ein Buch. Wir sehen ein Buch; wir meditieren über das Buch, das wir auf dem Tisch gelegt haben, aber wir sehen nicht den Tisch. Wir sehen nichts als das Buch, seine Form, die Farbe usw. Während wir meditieren, werden uns viele Gedanken in der Sinn kommen, die dadurch getilgt werden müssen, dass wir allein an das Buch denken und nur dieses sehen. Der nächste Schritt ist, das Buch in Betracht zu ziehen. Versuche nur an den Inhalt des Buches zu denken; die Ideen, die darin enthalten sind. Wenn wir das tun können, dann nehmen wir die Ideen aus dem Buch auf,

und sie werden zu einem Teil von uns selbst und können uns nicht weggenommen werden.

14. *Purusha* (Sanskrit, „Person", aber auch „Genießer", Anm. d. Ü.) ist das „Ich", das zwischen Dingen unterscheidet. Es verfügt über mehr magnetische Eigenschaften als alles andere. Es ist die wahre Seele, die das Ziel erfasst. Die Sinne sind wie undressierte Pferde, die wild umherlaufen, wenn sie ohne einen Führer gelassen werden. Purusha ist der Führer. Purusha leitet die Tätigkeiten des Lebens in Richtung Glückseligkeit, was das letztendliche Ziel des Lebens ist.

15. *Indriyas* sind die fünf Sinne, die Wege, mit deren Hilfe wir Dinge wahrnehmen. Dinge an sich haben keinen Wert, werden aber stark, wenn Bewusstsein oder Chitta dabei behilflich sind.

16. *Manas* ist das Bewusstsein. Die Funktion von Manas ist die, Eindrücke zu sammeln und zum Buddhi zu befördern, welches die Fähigkeit zur Unterscheidung darstellt.

17. *Tamas* ist Finsternis, die pessimistische, unentwickelte, unreife tierische Kraft, die nach unten zieht. Diese Typen sind egoistisch, ignorant, untätig, suchen nach Befriedigung der Sinne und sonst gar nichts. Der Tamas-Typ sucht nach unmittelbaren Ergebnissen. Er trägt nichts zum allgemeinen Nutzen bei. Dieser Zustand repräsentiert das finstere Zeitalter der menschlichen

Geschichte, in der Menschen lebten, ohne eine zusammenwirkende Einheit in der Entwicklung des Selbst oder der Rasse, in die sie hineingeboren wurden, zum Ausdruck zu bringen.

18. *Raja* vertritt den Typ, der glücklich ist und Weisheit, Reichtum und Wohlstand erworben hat und komfortabel lebt. Er wendet häufig Show, Prunk und Hochmut an und ist manchmal menschenfreundlich, aber wenn er gibt, gibt er mit dem Gedanken, öffentliche Darstellung und Bevorzugung zu erhalten. Er hat es gerne, wenn sein Name erwähnt wird. Er tut Gutes in der Erwartung, etwas dafür zurück zu bekommen. Er ist aktiv, stark und genießt Erhabenheit.

19. *Sattva* ist der Zustand der Klarheit, Stille. Ruhe zu bewahren ist die größte Manifestation von Macht. Es ist wie eine Wassermasse nach dem Sturm. Es herrscht solch eine Stille, dass wir den Boden des Sees sehen können. Die Sattvas müssen keine Werbung machen, sie sind bekannt. Ihre Wörter werden weltweit durchdringen. Der Zustand von Sattva ist das Ergebnis, etwas Gutes uneigennützig zu tun, ohne eine Vergütung zu erwarten.

20. Dies ist die edle Art, gütige Arbeiten zu verrichten. Die Taten eines Vaters und einer Mutter sind Sattva -Taten. Der Mann, der die Wahrheit lebt und die Wahrheit sagt, kann niemals ohne Essen, Kleidung oder Schutz gehen — das ist ausgeschlossen. Der Sattva-Zustand ist ein heiliger Zustand. Personen in diesem Zustand sind in der Freude.

21. Die Sattvas sind die entwickelten Seelen, die durch vorbildliches Leben bestrebt sind zu zeigen, dass Klarheit und Stille des Bewusstseins erlangt werden können, indem man die zwei vorherigen Stadien überwindet. In diesem Zustand werden der Sucher und das Gesuchte eins.

22. Diese besonderen Zustände beschreiben das Leben aller Individuen, Rassen und Nationen. Es ist möglich, die Charakterzüge des einen oder des anderen zeitweise in jedem von uns ausgedrückt zu sehen.

23. Eine Methode des Pranayamas ist es, eine besondere Aufmerksamkeit dem Sushumna Nerv zu schenken, weil auf diese Art und Weise wunderbare Kräfte erworben werden.

24. Um die mächtige Kraft wachzurütteln, die schlafend an der Basis des Rückgrats liegt, und sie den Sushumna Kanal aufwärts zu schicken, übe Konzentration und Atemübungen.

25. In Anwendung dieser Übungen nehmen die Yogis verschiedene Haltungen ein, d. h. sie sitzen in einer bestimmten Weise, was ihnen hilft, Prana zu aufzubewahren, und sie wenden auch abwechselndes oder rhythmisches Atmen an, welches sie zu strahlenden Zentren von Elektromagnetismus macht.

26. Der gesamte Zyklus des Atem-Flusses während eines 24 Stunden Tages wird in zwölf gleiche Teile

mit je zwei Stunden geteilt. Diese zwölf natürlichen Unterteilungen oder Perioden entsprechen den zwölf Zeichen des Tierkreises (Sternzeichen, Anm. d. Ü.). Während jeder zweistündigen Periode fließt der Atem eine Stunde lang durch das rechte Nasenloch und eine Stunde durch das linke Nasenloch. So enthält jede der zwölf Perioden einen positiven Strom und einen negativen Strom.

27. Nun kommen sechs dieser Perioden während des Tages vor, während die restlichen sechs während der Nacht vorkommen. Über die sechs Atemfluss-Perioden des Tages herrscht die Sonne, während über die sechs nächtlichen Perioden der Mond herrscht.

28. Jeder positive Strom oder Atemfluss durch das rechte Nasenloch wird durch die Sonne geregelt, und jeder negative Strom oder Atemfluss durch das linke Nasenloch wird vom Mond geregelt. Der Atem-Fluss, der während eines jeden Mond-Monats fließt, wird dem ähnlich in eine positive, von der Sonne geregelte Periode und in eine durch den Mond geregelte negative Periode aufgeteilt.

29. Die zwei dunklen Wochen, oder die zwei Wochen, die mit dem Vollmond beginnen und im Neumond enden, sind die positive Periode, während die lichtvollen zwei Wochen, oder die zwei Wochen, die mit dem Neumond beginnen und im Vollmond enden, die negative Periode sind.

30. Bei Personen mit normaler Gesundheit findet der Atem-Fluss ungefähr 21.600 mal pro Tag statt, d. h. durchschnittlich 15 Atemzüge pro Minute. Ein Ein- und Ausatmen ist ein Atemzug.

31. Je stärker und gesünder eine Person ist, umso niedriger ist die Anzahl der Atemzüge, die von ihr pro Minute getätigt werden. Je schwächer eine Person ist, desto höher ist die Anzahl der von ihr getätigten Atemzüge.

32. Wenn wir ausatmen, wird der Atem aus dem Nasenloch oder den Nasenlöchern bis zu einer bestimmten Entfernung ausgestoßen. Je länger die Entfernung, umso schwächer ist die Person. Die Atem-Wissenschaftler kennen sogar die Länge eines jedes Ausatmens einer gesunden Person, wenn sie sich ausruht, schläft, spazieren geht, singt, arbeitet usw. Wenn der Atem einer ruhenden Person weiter als ca. 20cm reicht, dann weißt du, dass ihre Gesundheit und Kraft schnell zur Neige geht.

33. Durch die Anwendung der abwechselnden rhythmischen Atemtechnik reduzieren die Yogis nicht nur die Anzahl der Atemzüge, die sie täglich tätigen, sondern verlängern auch die Dauer ihres Atemflusses. Mit diesem Training üben sie, jedes Ein- und Ausatmen auf das Äußerste zu verlängern, sowie einen kontinuierlichen Atemfluss durch das sehr langsame Ein- und Ausatmen. Nach Jahren sorgfältiger, systematischer und reichlicher Praxis

gewinnen sie die vollkommene Kontrolle über ihren Atem-Mechanismus. Ihr Atem ist dann nicht über ca. 3-5cm hinaus spürbar.

34. Die konstante Anwendung der Atemtechnik reinigt ihre Körper und macht sie zu strahlenden Magnetzentren. Wenn sie die letzte Stufe erreichen, tritt der Atem so langsam ein und aus, dass er nicht mehr fühlbar ist; sie können dann Monate ohne offensichtliche Atmung leben. Wenn sie diese Stufe erreicht haben, können sie sogar für Stunden in einem hermetisch versiegelten Sarg weiterleben.

35. Das ist unter den Yogis eine der Methoden, um das Leben unendlich zu verlängern, weil es keinen Zerfall des Körpers mehr geben wird, wenn diese Stufe erreicht worden ist. Je größer der Zerfall des Körpers, desto größer ist der Bedarf an Luft; folglich wird der Luftzustrom in die Lungen größer sein. Aber wenn der Zerfall des Körpers gering ist, wird der Bedarf nach Luft weniger sein.

36. Jede Stunde des Atemflusses von einem der beiden Nasenlöcher wird in fünf Perioden aufgeteilt, wobei jede von ihnen turnusmäßig von einem der fünf Elemente beherrscht wird.

37. Die fünf Elemente sind Äther, Luft, Feuer, Wasser und Erde.

38. Das Universum wird aus diesen fünf Elementen zusammengesetzt, und so ist es auch beim menschlichen Körper. Deshalb üben diese

fünf Elemente einen subtilen Einfluss auf den physischen Körper aus.

39. Während der sechzig Minuten, wo der Atem durch ein Nasenloch fließt, bestimmt das Luftelement für 8 Minuten über den Körper, das Feuer-Element für 12 Minuten, das Wasser-Element für 16 Minuten, das Erd-Element für 20 Minuten und zuletzt das Äther-Element für 4 Minuten.

40. Das Element, welches zu einem festgelegten Zeitpunkt über den Körper bestimmt, herrscht ebenso über den Atemfluss.

41. Alle vierzehn Tage —oder einen halben Mondmonat— sind in fünf Perioden von jeweils drei Tagen aufgeteilt. In Übereinstimmung mit dem natürlichen Atemfluss wird jede dieser fünf Perioden durch eines der Elemente oder durch einen der fünf Planeten bestimmt: Merkur, Venus, Mars, Jupiter und Saturn.

42. Die Nummern 3, 5, 7 und 12[1] sind sehr deutlich

---

[1] Die indischen Ziffern (in Europa auch arabische Ziffern oder indisch-arabische Ziffern) sind eine Zahlschrift, in der Zahlen positionell auf der Grundlage eines Dezimalsystems mit neun aus der altindischen Brahmi-Schrift herzuleitenden Zahlzeichen und einem eigenen, oft als Kreis oder Punkt geschriebenen Zeichen für die Null dargestellt werden. Am Beginn der Entwicklung der indischen Ziffern standen die Brahmi-Ziffern.Unter dem Wort śūnya (Sanskrit, n., शून्य, die Leere, das Nichts, das Nichtvorhandensein) wurde die Zahl Null geboren. Die philosophische Grundlage dafür war wahrscheinlich das buddhistische Konzept śūnyatā (Sanskrit, f., शून्यता, die Leerheit, die illusorische Natur der Phänomene) wie es Nāgārjuna (2. Jh. n. Chr.) in der Lehre von der Leerheit (śūnyatāvāda) beschrieben hat. (Quelle: de.wikipedia.org)

im System der verschiedenen Abläufe dieses Universums erkennbar. Das Wunder von all dem besteht darin, dass sich Gesetz, Ordnung, Zahl, Gewicht, Rhythmus und Verhältnis durch die ganze Schöpfung ziehen — das Werk des *allwissenden, unendlichen Geistes*.

43. Diese zwölf Lektionen lange Abhandlung, die du in deinen Händen hältst, vermittelt definitive und praktische Informationen bezüglich der verborgenen, schwer erfassbaren und mysteriösen Kräfte, durch die viele befähigt werden, sich Liebe, Ruhm, gesellschaftliche Stellung und manchmal Wohlstand zu sichern und zu erhalten.

44. Der folgende Teil, Nr. 9, wird dir kurze und bestimmte Anweisungen erteilen, um den Atemfluss von einem Nasenloch zum anderen zu ändern, durch die es dir ermöglicht wird, wichtige geistige und physische Änderungen herbeizuführen, da, wie du bereits erkannt hast, negative Umstände fast immer das Resultat falscher Atemmethoden sind.

FRAGEN UND ANTWORTEN

1. *Welche drei Zustände des Seins kennt die Yoga-Philosophie?*

    In der Yoga-Philosophie gibt es drei Phasen oder Zustände des Seins:

    $$\text{Akasa — Prana — Pranayama}$$

2. *Was ist Akasa?*

    Akasa ist die Leere. Akasa ist das, aus dem alles geschaffen wurde. Das allgegenwärtige unendliche Material des Universums.

3. *Was ist Prana?*

    Prana — Die unendliche, allgegenwärtige, darstellende Macht des Universums. Es ist Akasa in Bewegung. Es ist die Lebenskraft.

4. *Was ist Pranayama?*

    Pranayama ist die Methode, um Akasa und Prana Kräfte zu kontrollieren und zu verwerten. Prana bedeutet Lebenskraft. Yama bedeutet Kontrolle über diese Kraft.

5. *Was ist Vritti?*

    Vritti ist die Kraft, welche die Aufmerksamkeit blockiert oder ablenkt. Die Sinne sind äußere Instrumente, die Eindrücke zum Gehirnzentrum befördern. Das Vritti ist die Welle, welche die Aussicht versperrt und es schwierig macht, das wahre „Ich" zu erkennen.

6. *Was ist Dharana?*

    Dharana ist Konzentration, welche das wandernde Bewusstsein auf jedes gewünschte Objekt des Gedankens fokussiert oder hält.

7. *Was ist Manas?*

    Manas ist das Bewusstsein. Die Funktion von Manas ist es, Eindrücke zu sammeln und zum Buddhi zu befördern, was die Fähigkeit der Unterscheidung ist.

8. *Was ist Sattva?*

    Sattva ist der Zustand der Klarheit oder Stille. Ruhig zu sein ist die größte Manifestation der Macht. Der Zustand von Sattva ist das Ergebnis, etwas seinetwillen zu tun, ohne eine Vergütung zu erwarten. Es ist ein Heiliger Zustand, dessen Belohnung Glückseligkeit ist.

9. *Wie macht sich der Yogi zum strahlenden elektromagnetischen Zentrum?*

    Die Yogis machen sich zu strahlenden Zentren des Elektromagnetismus, indem sie verschiedene Haltungen einnehmen, d. h. sie sitzen auf bestimmte Weisen, die ihnen helfen, Prana zu bewahren, und sie wenden auch abwechselndes oder rhythmisches Atmen an. Diese konstante Praxis reinigt ihre Körper und macht sie zu strahlenden Zentren von Magnetismus. Einige der Yogis können so für Monate ohne sichtbares Atmen leben und ihr Leben unendlich verlängern.

10. Aus welchen Elementen ist das Universum zusammengesetzt?

Die fünf Elemente, aus denen das Universum besteht, sind Äther, Luft, Feuer, Wasser und Erde. Aus denselben Elementen setzt sich auch der menschliche Körper zusammen. Deshalb üben diese fünf Elemente einen subtilen Einfluss auf den physischen Körper aus.

TEIL NEUN

Dieser Teil erzählt dir vom mysteriösen Atem des Lebens und von den vier Atemtechniken und den Vorteilen einer jeden. Er erzählt dir von der Macht, dem Gleichgewicht und der Essenz des höheren Selbst. Er erzählt dir, wie man Gedanken klärt, so dass es dir möglich wird, dich für unbestimmte Zeit zu konzentrieren. Ferner erzählt er dir, wie man den Atemfluss von einem Nasenloch zum anderen wechselt.

DER ATEM DES LEBENS

1. Prana ist die Lebenskraft des Universums.

2. Pranayama ist die Methode, um diese Kraft zu kontrollieren.

3. Der Yogi sichert sich diese Kontrolle durch einen wissenschaftlichen Atemprozess.

4. Atem ist Leben. Einige atmen kraft der inneren Natur richtig, aber andere müssen den Weg erst entdecken. Einige werden kraft dieser inneren Veranlagung große Künstler, während sich andere das erarbeiten müssen.

5. Der Atem ist dem Schwungrad einer Maschine ähnlich. In einem großen Motor ist das erste Ding, das es zu bewegen gilt, das Schwungrad, und diese Bewegung wird an die feinere Maschinerie weitergeleitet, bis der empfindlichste und feinste Mechanismus der Maschine in Bewegung ist.

6. Der Atem ist dieses Schwungrad! Er liefert und regelt diese Antriebskraft für den gesamten Körper.

7. Wir atmen nie zur gleichen Zeit mit beiden Nasenlöchern. Gemäß der Yoga-Methode sollten wir folgendes Schema verwenden:

    12 Sekunden Einatmen (Puraka)

    4 Sekunden An- oder Zurückhalten (Kumbhaka)

    8 Sekunden Ausatmen (Rechaka)

8. Wenn du Yogi-Atemübungen für ein paar Monate geübt hast, wirst du dich wundern, wo du all diese Jahre gewesen bist. Du wirst sagen: „Ich wusste nicht, dass ich solche Resultate erreichen konnte."

9. Die Atmung kann in vier Typen eingeteilt werden, nämlich *Hochatmung, mittlere Atmung, Tiefenatmung* und *Yoga-Atmung*. Hochatmung ist das, was wir als Klavikular- oder Schlüsselbein-Atmung kennen. In dieser Atmung wird nur der obere Teil der Brust und Lungen verwendet, welcher der kleinste Teil ist. Folglich tritt eine minimale Menge an Luft in die Lungen ein. Dazu kommt noch, dass das Zwerchfell, das die Brust von der Bauchhöhle trennt, angehoben wird. Es presst den tiefsten Teil der Lungen zusammen und so kommt es zu keiner Ausdehnung der Lungen abwärts. Bei dieser Atmung gibt es eine maximale Menge an Anstrengung, die getätigt wird, um eine minimale Menge an Nutzen zu erzielen.

10. *Mittleres Atmen*, das wir normalerweise gewöhnt sind, ist das, was wir Zwischenrippen- oder Brustatmung nennen. Es ist ein geringeres Übel als die Hochatmung, aber der tiefen Atmung untergeordnet.

11. *Tiefe Atmung* oder *Zwerchfell-Atmung* ist viel besser als die zwei zuvor erwähnten Formen des Atmens. Westliche Schriftsteller haben jetzt die Wichtigkeit dieser Atmungen ausführlich erkannt und haben ihre Vorzüge in ihren Gesundheitszeitschriften

hervorgehoben. Bei dieser Atmung spielt die Bewegung des Zwerchfells eine sehr wichtige Rolle. Das Zwerchfell, wenn im Ruhezustand, stellt sich wie eine ausgehöhlte Oberfläche der Bauchhöhle dar und wird in der Brust wie ein Kegel herausgestreckt. Wenn es in Betrieb gesetzt wird, dann verschwindet das konische Äußere und das Zwerchfell drückt auf den Bauchinhalt und drängt den Unterbauch nach außen. Dieses Atmen füllt nur den unteren und mittleren Teil aus.

12. Das *Yoga-Atmen* schließt alle drei Arten ein. Der Vorgang für dieses Atmen ist wie folgt: Der obere Teil der Lungen wird zuerst mit Luft gefüllt; dann, die Rippen ausbreitend, wird eine zusätzliche Menge an Luft weiter eingeatmet, um den mittleren Teil der Lungen anzufüllen. Auf diese Weise werden im Yoga-Atmen bei jedem Atemzug die ganzen Lungen bis zur Spitze mit Luft gefüllt, um so die größtmögliche Menge von Prana aufzunehmen.

13. Nachdem man gelernt hat, die Lungen so zu ihrer vollen Kapazität auszudehnen, ist der nächste Schritt, Rhythmus in die Atmung zu bringen.

14. Dieser Rhythmus steht in enger Beziehung zum Einatmen und Anhalten des Atems und wieder zum Anhalten und Ausatmen des Atems. Wenn dieser Rhythmus zur Gänze beherrscht wird und die volle Ausdehnung der Lungen erreicht wurde, kann Prana oder Energie zu jedem einzelnen Teil des Körpers befehligt werden.

15. Die Ausbildung der Willenskraft durch Pranayama trainiert das Bewusstsein, so dass es im Laufe der Zeit die geistige Fähigkeit erhält, auf das Überbewusste (Englisch: „*Superconscious*"; ein Zustand, der alle anderen Zustände beinhaltet und hinter sich lässt, Anm. d. Ü.) zu antworten, was das Ziel des Pranayama in der Wissenschaft und Philosophie des Yoga ist.

16. Durch diesen Atemprozess passt sich der Körper automatisch deiner Art des Denkens an. Wenn du dich an diesen Atemprozess gewöhnt hast, werden deine Gedanken geklärt, und mit solch einer Klärung deiner Gedanken wirst du definitiv imstande sein, dich zu konzentrieren.

17. Wenn du wünschst, frühere Gedanken in dein Gedächtnis zu bringen, dann halte den Kopf für ungefähr eine Minute zum Nachdenken aufrecht, und die Ideen werden zu dir kommen.

18. Die Methode, durch die der Atemfluss von einem Nasenloch zum anderen gewechselt werden kann, ist sehr wichtig, weil in Fällen von Krankheit oder Schwierigkeiten die Änderung des Atemflusses schnelle und positive Ergebnisse herbeibringt.

19. Bei der Mehrheit der Menschen wird der Nasengang infolge von Kälte oder Verschleimung gelegentlich mit Schleim oder Katarrh verstopft. Das beeinflusst den Atemfluss, was die Gesundheit der Person beeinträchtigt. Durch die Anwendung

der folgenden Methode kann man den Nasengang offen halten und frei sein von Kälte, Katarrh, Kopfweh usw..

20. Nasenspülung: Halte eine Tasse voll mit reinem, kühlem Wasser an deine Nasenlöcher und versenke die Nase darin, halte eines der Nasenlöcher mit einem Finger geschlossen. Dann atme das Wasser ein, bis eine gewisse Menge davon durch den Nasengang in den Mund kommt, wo es dann ausgespuckt werden kann. Zuerst kann es zu Schmerzen und Irritationen führen, die aber mit einiger Übung verschwinden werden.

21. Wiederhole jetzt denselben Vorgang mit dem anderen Nasenloch. Nach ungefähr einer Woche Anwendung kann so jedes Nasenloch 3-4 mal gewaschen werden. Das kannst du jeden Morgen beim Waschen machen. Dann kannst du das Wasser in der Tasse entweder in deine rechte Hand nehmen und es einatmen, oder dein Gesicht in der Waschschüssel voller Wasser versenken. Wende das jeden Tag an.

22. Die verschiedenen Techniken, um den Atemfluss zu wechseln:

    (1) Nimm ein kleines Stück Stoff von einem sauberen, alten, weichen Baumwolllappen. Mach diesen zu einem Ball, der groß genug ist, um in dein Nasenloch gesteckt zu werden. Mit dieser Sperre des Atems im fließenden Nasenloch (durch

welches gegenwärtig der Atemfluss erfolgt, Anm. d. Ü.) wird der Atem beim anderen zu fließen beginnen. Du kannst für diesen Zweck überhaupt einen Ball aus sauberer Baumwolle verwenden.

(2) Halte für einige Zeit das fließende Nasenloch mit einem deiner Finger geschlossen, und der Atemfluss wird zum anderen wechseln.

(3) Atme durch das fließende Nasenloch ein, schließe dann dieses Nasenloch und atme durch das andere aus. Wiederhole diesen Vorgang für ein paar Minuten und kehre ihn dann um; der Atemfluss wird dann wechseln.

(4) Wenn du dich ins Bett legst, änderst du den Atemfluss, indem du dich auf die fließende Seite legst, so dass er sich auf die nicht fließende Seite erheben kann. Indem du so liegst, übst du einen beträchtlichen Druck in der Nähe der Achselhöhle auf der Seite aus, auf der du liegst; der Atemfluss wird dann wechseln.

23. Die Art und Weise, wie der Atem bei einer Person fließt, bestimmt ihre körperliche Verfassung. Das Gegenteil davon ist auch wahr, d. h., bestimmte Bedingungen, die von externen Mitteln wie Essen, Getränken, Medizin, Umgebung usw. verursacht werden, wirken sich auf den Atemmechanismus aus und ändern den Atemfluss.

24. Sich selbst plötzlichen Änderungen der Temperatur auszusetzen, ändert auch den Atemfluss, besonders

bei jenen mit niedriger Vitalität.

25. Für die unmittelbare Veränderung des Atemflusses wirst du erkennen, dass die erste Technik bei weitem die einfachste ist, falls der Nasengang nicht mit Schleim verstopft ist. Für dauerhafte Ergebnisse mache aber von letztgenannter Methode Gebrauch.

26. Wenn du unter Erkältung leidest, dann ist es nicht ratsam, kaltes Wasser für die Nasenspülung zu verwenden. Vor dem Wechseln des Atemflusses mit einer der Techniken wird es gut sein, das versperrte Nasenloch durch das vorsichtige Einführen des kleinen Fingers so weit es geht zu reinigen. Dann blase ein- oder zweimal kräftig durch die Nase.

27. Eine andere Technik wäre, tief Luft zu holen und beide Nasenlöcher fest zuzumachen. Dann konzentriere die eingeatmete Luft, die sich im oberen Teil der Lungen, der Luftröhre und im Nasengang befindet, durch das Anheben des Zwerchfells und durch das Zusammenziehen des Halses. Halte den Atem so lange du kannst an und gebe ihn dann frei. Übe das 4 oder 5 Mal. Wenn du unter Erkältung leidest, hilft es dabei, das verstopfte Nasenloch zu öffnen.

28. Manchmal passiert es, dass eine Geschwulst oder Missbildung im Nasengang den normalen Atemfluss behindert. In solch einem Fall befrage einen guten Chirurgen.

29. Alle wärmenden Nahrungsmittel haben die

Tendenz, die Körpertemperatur zu erhöhen. Das verursacht manchmal einen vermehrten Atemfluss durch das rechte Nasenloch. Alkoholische Getränke wie Cognac, Whisky und Wein haben die Tendenz, das rechte Nasenloch anzuregen und sich somit auf die Verdauung auszuwirken.

30. Kühlende Nahrungsmittel sind andererseits verhältnismäßig schwer verdaulich; sie haben die Tendenz, das linke Nasenloch zum Fließen anzuregen.

31. Die wärmenden Nahrungsmitteln schließen solche Dinge wie Rindfleisch, Kakao, Kaffee, Honig, Kabeljau-Lebertran, jede Art von Spirituosen, Kondensmilch, Salz- oder konserviertem Fisch, Fleischwaren usw. ein. Diese haben die Tendenz, die innere Hitze des Körpers zu erhöhen.

32. Der nächste Teil verrät dir eine geheime Methode, um den Tod zu überleben. Jene Methode wird sorgfältig von einer Handvoll Männer bewacht und ist durch die Jahre hindurch weitergereicht worden. Sie ist bislang nur unter dem Gelübde der Schweigepflicht enthüllt worden.

FRAGEN UND ANTWORTEN

1. *Was ist die Lebenskraft des Universums?*
   Prana ist der Name, den die Yogis der Lebenskraft des Universums geben.

2. *Mit welcher Methode kann man es kontrollieren?*
   Pranayama ist die Methode für die Kontrolle dieser Macht.

3. *Wie sichert sich der Yogi diese Kontrolle?*
   Der Yogi sichert sich diese Kontrolle durch einen gewissenhaften Atemprozess. Atem ist Leben. Einige atmen instinktiv richtig; andere werden erst nach langer Praxis zu großen Atemkünstlern.

4. *Was ist das Schwungrad der menschlichen Maschine?*
   Der Atem ist dieses Schwungrad! Es liefert und regelt die Antriebskraft für den gesamten Körper.

5. *Welche sind die vier Atemtechniken?*
   Die Atmung kann in vier Typen eingeteilt werden:

   i) Die Hochatmung, bei dieser Atmung wird nur der obere Teil der Brust und Lungen verwendet, und folglich gelangen nur minimale Mengen an Luft in die Lungen. Es wird eine maximale Anstrengung unternommen, um einen minimalen Nutzen zu erzielen.

   ii) Die mittlere Atmung, an die sich die meisten Menschen gewöhnt haben, ist das, was wir

Zwischenrippen- oder Brustatmung nennen. Es ist ein geringeres Übel als die Hochatmung, aber der tiefen Atmung untergeordnet.

iii) Die Tiefenatmung: das Zwerchfell drückt auf den Bauchinhalt und verdrängt den Unterbauch. Dieses Atmen füllt nur die tiefen und mittleren Teile aus.

iv) Das Yoga-Atmen. Das Yoga-Atmen schließt i, ii und iii ein. Der Vorgang für dieses Atmen ist wie folgt: Der obere Teil der Lungen wird zuerst mit Luft gefüllt; dann, die Rippen ausbreitend, wird eine zusätzliche Menge an Luft weiter eingeatmet, um den mittleren und unteren Teil der Lungen anzufüllen.

6. *Was schließt die Yoga-Methode ein?*

Beim Yoga-Atmen werden bei jedem Atemzug die ganzen Lungen bis zur Lungenspitze mit Luft gefüllt, um so die größtmögliche Menge an Prana aufzunehmen.

7. *Welcher Schritt folgt in der Wissenschaft der Atem-Kontrolle?*

Der nächste Schritt ist, Rhythmus in die Atmung zu bringen. Dieser Rhythmus steht in enger Beziehung zum Einatmen und Anhalten des Atems und wieder zum Anhalten und Ausatmen des Atems.

8. *Wenn dieser Rhythmus beherrscht wird, was kann dann erreicht werden?*

Wenn dieser Rhythmus zur Gänze beherrscht wird und die volle Ausdehnung der Lungen erreicht wurde, dann kann Prana oder Energie in jeden Teil des Körpers befehligt werden und sich dort ausbreiten.

9. *Was bestimmen die Atem-Flüsse?*

   Die Art und Weise wie der Atem bei einer Person fließt, bestimmt ihre körperliche Verfassung.

10. *Was resultiert aus der Ausbildung des Willens durch Pranayama?*

    Das Willenstraining schärft das Bewusstsein, so dass es im Laufe der Zeit befähigt wird, auf das Überbewusstsein zu antworten, was das Ziel des Pranayama in der Wissenschaft und Philosophie des Yoga ist.

TEIL ZEHN

Dieser Teil berichtet über ein wunderbares Geheimnis, das von den Japanern, von einem Meister des Jiu-Jitsu errungen wurde. Dieses Geheimnis ist eine Methode der Wiederbelebung oder Wiederherstellung des Lebens von Personen, welche scheinbar schon tot sind, entweder durch Ertrinken oder plötzlichen Gehirnerschütterungen, rückwirkend bis hin zu jeder Phase eines Zusammenbruchs oder Bewusstlosigkeit. Es wird das „Leo McLaglan System der Wiederbelebung" genannt, nach dem ersten Mann, der die Details der empfohlenen Behandlung eindeutig bestimmt hat. Möglicherweise besaßen die Yogis dieses Wissen, und nach und nach sickerte es allmählich zu den Chinesen und Japanern durch. Dies könnte ein weiteres erstaunliches Geheimnis der Yogis sein.

EINE METHODE DER WIEDERBELEBUNG

1. Hier ist eine geheime Methode, um die Toten wiederzubeleben. Diese wurde nicht direkt von den Yogis in Erfahrung gebracht, aber es wurde überliefert, dass die Yogis in der Vergangenheit solche Kenntnisse besaßen und es entweder in die Hände der Chinesen oder der Japaner durchgesickert ist, oder sie haben es selbst und unabhängig entdeckt und es in ihrer wunderbaren Kunst des Angriffs und Selbstverteidigung verwendet.

2. Jeder, der etwas über Jiu-Jitsu, die japanische Kunst des Angriffs und Selbstverteidigung weiß, wird erkennen, dass es viele Gemeinsamkeiten zwischen ihren Lehren und den Lehren der Yogis gibt.

3. Das Land der aufgehenden Sonne hat ein wunderbares Geheimnis —ein Geheimnis, das von einem Weg, um das Leben wiederherzustellen, erzählt— welches von einigen Männern behutsam beschützt und von ihnen im Laufe der Jahrhunderte weitergegeben worden ist. Die wenigen Männer, denen es erlaubt wurde, das Geheimnis zu erfahren, wurden von den führenden Vertretern des Jiu-Jitsu ausgewählt.

4. Die Urheber dieser Kunst müssen den Verlauf der Bewegungen eines jeden Gelenks gekannt haben. Sie wussten auch, dass der Herzschlag und

die vitalen Funktionen des Atmens einen Einfluss aufeinander ausüben; und sie scheinen gewusst zu haben, dass das Nervensystem des Rückenmarks mit beiden etwas zu tun hat.

5. Die größten Geheimnisse dieser Kunst lehren mehrere tödliche Schläge und auch bestimmte Wege, um Druck auf die Nerven auszuüben, die eine tiefe Bewusstlosigkeit auslösen. Das Bedürfnis, wenn erwünscht, Opfer zum Leben zurückzuführen, führte zu diesem wundervollen Weg der Wiederbelebung im Anschluss an solche Schlägen oder Drucktechniken. Dieses Geheimnis wurde nur einigen wenigen und unter der Bedingung offenbart, es niemals weiterzugeben.

6. Der einzige weiße Mann, der dieses Geheimnis den Japanern abgerungen hat und der selbst ein Jiu-Jitsu Meister ist, beschreibt es nach dem Experimentieren mit Menschenaffen in Afrika mit folgenden Worten:

7. „Ich stelle jetzt mit Überzeugung fest, dass so manch ein Mann, der bei normaler Gesundheit ist und durch einen plötzlich Stoß oder Ertrinken getötet wird, nicht wirklich und unwiederbringbar tot ist, bis zu dem Zeitpunkt, wo die Verwesung eintritt. Wenn ein scheinbar toter Mann auf die von mir enthüllte Art umgehend behandelt wird, dann können das Gehirn, das Herz und die Lungen stimuliert werden, um ihre unterbrochenen Funktionen fortzusetzen. Das Herz schlägt, der

Mann atmet, sein Bewusstsein kehrt zurück. Kurzum: Er lebt! Ein Wunder ist vollbracht worden —der Tote wurde wieder zum Leben erweckt."

8. „Uns wird allen beigebracht, dass die Nervenzellen vom Gehirn und Rückenmark alle Funktionen des Körpers kontrollieren, einschließlich des Herzschlags und die rhythmische Bewegung der Brust beim Atmen. Wir wissen auch, dass die speziellen, die Organe kontrollierenden Nervenzellen nicht nur Impulse oder Nachrichten zum kontrollierten Organ senden, sie sozusagen einschläfern oder zu intensiver Handlung anregen, sondern auch Impulse von ihnen erhalten. Somit, obwohl die Nervenzellen die ausschlaggebenden Faktoren sind, wirken dennoch die Nervenzellen und ihre jeweiligen Organe aufeinander ein und sind gemeinsam voneinander abhängig."

9. „Zum Beispiel haben wir von Fällen gewusst, wo das Herz aufgehört hat zu schlagen und der Chirurg die Brust geöffnet hat, um das Herz mit seiner Hand zu ergreifen und es rhythmisch zu massieren."

10. „Diese rhythmische Massage wirkt sich auf die Herzmuskeln und Nervenzentren aus, so dass sie ihre Funktionen wieder aufnehmen und die Atmung wieder beginnt."

11. „Die Stimulation der sensotorischen Nervenzentren, z. B. durch Anschreien, wird oft eine drohende Bewusstlosigkeit verhindern. Von diesen

Tatsachen, zusammen mit anderen, wird in der Methode der Wiederbelebung, die ich erörtere, Gebrauch gemacht."

12. „Die Methode der Wiederbelebung, die ich aus verschiedenen Bezugsquellen entwickelt habe, spielte darauf an, wirklich effektiv und koordiniert die Lebensprozesse und ihre Nervenzentren zu erwecken und regt sie wieder zur normalen Tätigkeit an."

13. „Sie kann bei allen Zuständen eines Zusammenbruchs oder bei Ohnmacht nach einem Stromschlag verwendet werden, wenn der Strom nicht so stark war, dass er die gesamten Blutzellen verbrannte. Es wird epileptische Anfälle stoppen."

14. „Als ein Mittel, um die Atmung anzuregen, überschreitet es bei weitem alle westlichen Methoden und ist deshalb die beste Art scheinbar Ertrunkene wiederzubeleben."

15. „Es könnte bei Zusammenbrüchen unter Narkose nützlich sein."

16. „Mehr als nur ein Arzt hat gemeint, dass es bei vielen kürzlich „Verstorbenen" als ein Mittel verwendet werden sollte, um ihre Patienten zu schützen, und dieselben gegen das Grauen zu schützen, welches hinten im Bewusstseins so vieler Menschen lauert — die Todesangst, lebendig begraben zu werden oder andere lebendig zu begraben."

17. „Wie ich schon vorher sagte, bin ich der einzige

Weiße, der dieses Geheimnis aus dem Osten erhalten hat. Die Japaner unterrichteten mich nicht wirklich. Sie waren auf meinen Erfolg im Jiu-Jitsu zu eifersüchtig, um mich in mehr, und am allerwenigsten in solch einem Geheimnis wie dem zu unterrichten."

18. „Zuallererst bekam ich zufällig von einem berühmten Jiu-Jitsu Meister, den ich in einem meiner Weltmeisterschafts-Kämpfe besiegte, eine Andeutung davon."

19. „Meine Wissbegierde wurde geweckt, und während meiner Reisen im Osten nahm ich einen Punkt hier und einen Punkt dort auf, fügte sie zusammen und füllte die Lücken meiner Kenntnisse, sowie vervollkommnete und vereinfachte dieses System, indem ich an Menschenaffen in Afrika experimentierte."

20. „Später war ich von mir selbst überzeugt, und ich experimentierte es an afrikanischen Eingeborenen aus. Ich bin sicher der erste Mann, der die Details der empfohlenen Behandlung eindeutig bestimmt. Ich präsentiere es deshalb der Welt unter meinem eigenen Namen und nenne es: Das Leo McLaglan System der Wiederbelebung."

21. „Platziere deine Versuchsperson in eine sitzende Haltung mit dem Rücken zu dir und stütze den Rücken mit einem Knie, eines ein wenig vor das andere gelegt. Drücke die Daumen tief in die Vertiefung des Halses gerade oberhalb des

Schlüsselbeins, wo es die Dünne der Haut erlaubt, den Druck direkt auf viele wichtige Nerven auszuüben. Lege den Rest der Handflächen auf die Brust, die Finger abwärts, ein wenig nach außen zeigend. Drücke die Daumen fest in die Vertiefungen und drücke die ganze Brustwand nach unten. Das wird die Ausatmung stimulieren und ebenso das Herz drücken. (Dieser Daumendruck ist zu schmerzhaft, um ihn bei einer Versuchsperson mit vollem Bewusstsein anzuwenden.)"

22. „Setze den Daumendruck in der Vertiefung des Halses fort, lasse die freien Finger ein bisschen nach außen gleiten, um die äußere Grenze des großen Brustmuskels zu ergreifen und die ganze Brust zu halten. Das dehnt die Brust aus, stimuliert die Einatmung und verursacht eine Tätigkeit der Hauptadern und des Herzens und veranlasst sie, sich auszudehnen. Führe diese Bewegungen ungefähr in Abständen von 1-2 Sekunden aus, rasch schneller und kräftiger werdend, bis du die Zeitabstände mindestens verdreifacht hast."

23. „Nach ungefähr fünfzehn Sekunden einer solchen Auf-und-Ab Bewegung des Daumendrucks, verabreiche einen plötzlichen Schlag mit deinem Knie im Bereich des siebten Rückenwirbels, während du „Hey!" in das Ohr des Patienten schreist."

24. „Wenn es beim ersten Versuch nicht erfolgreich war, wiederhole es ein wenig kraftvoller und länger und schneller."

EINE METHODE DER WIEDERBELEBUNG

25. „In Fällen des Ertrinkens musst du zuerst das Wasser aus Brust und Magen bekommen. Die beste Weise, die ich dafür gefunden habe, um das zu bewirken, ist folgende: Steh mit gespreizten Beinen über ihm und wende das Gesicht deines Patienten dem Boden zu, verschränke deine Hände unter der Magengrube, gerade unter den Rippenknorpeln, und zieh ihn rauf und runter. Die entspannten Muskeln werden gewaltsam gegen die Lungen gedrückt, das Wasser ausgepresst, welches aufgrund der Schwerkraft aus dem Mund des Patienten läuft. Dann wende mein System der Wiederbelebung wie bereits beschrieben an."

Der folgende Teil lüftet das Geheimnis der Geheimnisse: Die Methode, um eine bewusste Verbindung mit dem universellen Lager des Lebens, der Liebe und der Kraft einzugehen; die Methode, um Erleuchtung und Eingebung zu erlangen; die Methode, das Unmögliche möglich zu machen."

FRAGEN MIT ANTWORTEN

1. *Stammt die geheime Methode, um Tote wieder zum Leben zu erwecken, direkt von den Yogis?*

   Die geheime Methode, um Tote wiederzubeleben, wurde nicht direkt von den Yogis bezogen, aber durch die Japaner, die sie wahrscheinlich von den Yogis erhielten.

2. *Gibt es irgendwelche Gemeinsamkeiten zwischen den Lehren der Japaner und die der Yogis?*

   Jeder, der etwas über das Jiu-Jitsu und Yoga weiß, wird erkennen, dass es viele Gemeinsamkeiten zwischen den Lehren des Jiu-Jitsu und den Lehren der Yogis gibt.

3. *Von woher stammt die Methode, um das Leben wiederherzustellen?*

   Die Methode, um Leben wiederherzustellen, wurde von den Hauptvertretern des Jiu-Jitsu erhalten, von denen nur einige ausgewählt wurden, denen dieses behutsam beschützte Geheimnis anvertraut und im Laufe der Jahrhunderte weitergegeben wurde.

4. *Ist diese Methode brauchbar?*

   Die Methode ist brauchbar, weil die japanischen Jiu-Jitsu Experten sie verwenden, um Gegner wiederzubeleben, die durch ihre Schläge und Druckauswirkung scheinbar getötet wurden, und die in der Tat tot waren, wären sie nicht durch diese spezielle Anwendung wiederbelebt worden.

5. *Wann kann sie verwendet werden?*

    Sie kann verwendet werden, um Leute wiederzubeleben, die plötzlich durch einen Elektroschock getötet wurden, die normal gesund sind, vorausgesetzt, dass keine tödliche Verletzung vorgekommen und der Strom nicht zu stark war, um die Blutzellen ganz zu verbrennen.

6. *Wofür ist es ebenso nützlich?*

    Es wird epileptische Anfälle stoppen.

7. *Wer erprobte und perfektionierte dieses System?*

    Die Methode wurde von Leo McLaglan erprobt und perfektioniert, nachdem er zufällig von einem berühmten Jiu-Jitsu Meister eine Andeutung davon bekam, den er in einem seiner Weltmeisterschafts-Kämpfe besiegte.

8. *Wie wird es genannt?*

    Es wird das „Leo McLaglan System der Wiederbelebung" genannt.

9. *Ist diese Methode in Fällen des Ertrinkens von Nutzen?*

    Es ist die beste Art, um das Leben von anscheinend Ertrunkenen wiederherzustellen, und es überschreitet bei weitem alle westlichen Methoden, die Atmung wieder anzuregen.

10. *Wie wird das gemacht?*

    Um einen anscheinend Ertrunkenen wiederzubeleben, entferne das Wasser in der Lunge des

Patienten. Drehe ihn auf sein Gesicht und stelle dich dann mit gespreizten Beinen über ihn, halte ihn unter dem Magen, gerade unter den Rippenknorpeln, und hebe ihn rauf und runter, so dass das Wasser durch den Druck aus seinem Mund läuft. Dann setze den Patienten auf den Boden mit dem Rücken zu dir, stütze ihn mit einem Knie, das eine ein wenig vor dem anderen stellend.

Drücke die Daumen in die Vertiefungen des Schlüsselbeins; lege beide Hände auf die Brust des Patienten; drücke die Brust gut nach unten, ergreife das Äußere des großen Brustmuskels mit den Fingern und halte die Brust.

Setze den Daumendruck in der Vertiefung des Halses fort; lasse die freien Finger ein bisschen nach außen gleiten, um die äußere Grenze des großen Brustmuskels zu ergreifen und die ganze Brust zu halten.

Bewege dich schneller und schneller und immer kräftiger für eine viertel Minute oder mehr und dann versetze einen plötzlichen Schlag mit dem Knie im Bereich des siebten Rückenwirbels, gleichzeitig „Hey!" laut in das Ohr des Patienten schreiend.

Wenn es beim ersten Versuch nicht erfolgreich war, wiederhole es ein wenig kraftvoller, länger und schneller.

TEIL ELF

Dieser Teil erzählt dir von einem „inneren Licht." Wenn du im Stande bist, von diesem „inneren Licht" Gebrauch zu machen, bist du nicht nur im Besitz von Wissen, sondern du weißt, dass du weißt. Du experimentierst nicht mehr; du sinnst nicht mehr nach oder vermutest; du bleibst mit der Schatzkammer der Macht in Verbindung und kannst dich nach Wunsch wieder auffüllen. So kannst du eine Flut des Misserfolgs in Erfolg umwandeln; so bekommst du das Bewusstsein eines Meisters — ein Meister-Bewusstsein.

DAS INNERE LICHT

1. In Schweigen einzutreten setzt voraus, dass du in einem entspannten und passiven Zustand des Bewusstseins und Körpers bist, in dem der Geist Energie auftankt, sich erhellt und die bewusste Ebene des Geistes reinigt.

2. Damit das stattfinden kann, ist es wichtig, dass du eine gewisse Zeit für Ruhe oder Stille hast, in der du keine Unterbrechungen erlauben solltest.

3. Jeder Muskel deines Körpers sollte entspannt sein und dein Bewusstsein frei von allen äußeren Einflüssen. Gib dich gänzlich einer zuhörenden Haltung hin, als ob du in der Gegenwart eines großen Lehrers weiltest.

4. Im Schweigen sollte sich das Ohr des Bewusstseins zur höchsten Spiritualität wenden und zu keiner anderen Quelle von Anweisungen. Wenn deine Aufmerksamkeit wandert, führe sie zurück. Gib dich 10 bis 20 oder 30 Minuten diesem Schweigen hin. Es hilft dir nicht, wenn du für eine längere Zeitspanne im Schweigen verweilst, es sei denn, es liegt ein spezieller Notfall vor.

5. Es ist eine gute Praxis, jeden Tag eine oder mehrere festgesetzte Zeiten für dieses Schweigen zu haben. Du kannst auch in anderen Momenten Schweigen, z.B. 3-5 Minuten an deinem Schreibtisch, in

deinem Schlafzimmer oder beim Fahren mit der Straßenbahn, dem Bus oder dem Zug. Du wirst es leichter finden, schweigend zu beobachten und Weisheit zu erhalten, wenn du deine Augen schließt.

6. Lass dich nicht entmutigen, wenn keine wunderbaren Dinge im Schweigen vorkommen. Diese wunderbaren Dinge kommen manchmal nach dem Schweigen, aber nicht darin vor. Denke nicht für dich selbst, aber lasse den Allerhöchsten durch dich und für dich denken.

7. Am Anfang, wenn die Gedanken beginnen zu kommen, sind sie vielleicht nicht sehr klar oder sehr genau. Höre nur zu: Wenn der Gedankenstrom fließt, klärt er sich von selbst, und in wenigen Momenten wirst du die Weisheit erhalten, die dir in deinem Leben und deiner Arbeit weiterhilft.

8. Wenn es dir vorkommt, als würdest du überhaupt keine Gedanken oder Instruktionen erhalten, lass dich nicht entmutigen. Du erhältst eine genauso reichhaltige Lehre, wie wenn du dir dessen bewusst wärst. Es wird bereits im Unterbewusstsein registriert, bereit, um ins Bewusstsein gebracht zu werden, sobald dies erforderlich ist.

9. Betrachte die Ähnlichkeiten zwischen dieser Philosophie und der von Moses.

10. Die ehemalige, von Moses aufgestellte Hütte versinnbildlicht die drei Ebenen des Bewusstseins

mit seinen drei Höfen; dem Äußeren, dem Inneren und dem Innersten. Der Außenhof war als der profane oder gemeine Volkshof bekannt, der Platz, wo die Raubtiere und das Geflügel zur Opfergabe bereitet wurden. Sie vertritt das Vergängliche oder die Weltansicht, oder, wie wir zu sagen pflegen, „den Verstand".

11. Der Innere Hof war als der „Heilige Platz" bekannt. Dort versammelten sich die Menschen zur Messe, um zu beten und auch das Wort des Allerhöchsten zu hören. Der Innere Hof ist die Seele, die zwischen dem Innersten und Äußersten als ein Medium fungiert, um den Leuten die Nachricht zu übermitteln. Die Telefonvermittlung entspricht einem ähnlichen Zweck. Wenn du den Telefonhörer abnimmst, wählst du oder fragst nach der Nummer von jemandem, der sich woanders befindet. Das System verbindet dich und es wird dir so ermöglicht, durch die für dich erstellte Verbindung zu sprechen.

12. Der Innerste Hof ist als das „Heiligste des Heiligen" bekannt. Er repräsentiert den heiligen, geheimen Schrein. Keiner als der höchste Priester konnte diesen Hof betreten, und auch nur er einmal im Jahr zu dem Zweck, um für sich selbst und die Leute zu sühnen. Darin, wo das „Heiligste des Heiligen" ist, gab es eine Truhe, die die heiligste Einrichtung des Gotteshauses enthält. Diese Truhe (oder Arche) war mit goldenen Streifen und Ringen überzogen. Oben waren zwei Cherubim,

kniend und einander zugewandt. Zwischen den Cherubim auf dem Deckel war ein erhöhter Platz, etwa wie ein Altar; dieser war als der „Gnadensitz" bekannt. Vom Gnadensitz strömte ein mysteriöses Licht oder Strahlung aus, das als „Heilige Shekinah" bekannt war. Das Licht war der Beweis von Jehovas Anwesenheit. Es wurde als die echte Anwesenheit Jehovas betrachtet, der das komplette „Heiligste des Heiligen" ausfüllte.

13. Diese Truhe mit ihrer ganzen Ausstattung war als die „Bundeslade" bekannt, die die innersten Worte oder Gedanken Gottes darstellen. Der Geist des Menschen ist nichts Geringeres als der Geist Gottes —eine Erweiterung Gottes in einem persönlichen, menschlichen Körper. Durch diesen Geist werden alle Menschen EINS.

14. Diese Einheit ist in allen Menschen, und wir nennen sie das Überbewusstsein (Christusbewusstsein, Anm. d. Ü.) oder „Christus ist in euch die Hoffnung und die Herrlichkeit." So sind Menschen Zweige Gottes. „Ihr seid die Zweige", sagte Jesus. Dieses reine Licht und Leben Gottes manifestiert sich im menschlichen Dasein in Übereinstimmung mit der Reinheit oder Nichtreinheit der Person, durch die es scheint. Wir können das besser veranschaulichen, indem wir sagen, dass die Elektrizität, die durch eine rote Glühbirne strahlt, ein rotes Licht erzeugt, durch eine blaue Glühbirne, blaues Licht und durch eine weiße Glühbirne, weißes Licht. Das innere Licht ist in jedem Fall rein weiß. Unser Handeln

sollte das äußere Bewusstsein reinigen, so dass das Licht durch uns in weiß scheinen kann, anstatt in rot oder blau.

15. Beim Erreichen dieses Zustands werden wir erleuchtet und inspiriert, und wir sind nicht länger Experimentierende, Spekulanten oder Suchende auf dem Pfad des Lebens. *Wir wissen*, und wir wissen, dass wir wissen, ohne schwülstig oder egoistisch zu sein. In die Stille einzutreten bedeutet deshalb in das „Heiligste des Heiligen" einzutreten, außerhalb des Schleiers der gewöhnlichen Sinne, um unser *ureigenstes Selbst* zu werden. So werden wir Kenner des Willen Gottes oder der Universellen Gesetze, „welche reich machen und keinen Kummer hinzufügen."

16. Nach dem Eintreten in diese wahre Stille wirst du Besitzer von fortgeschrittenen Kenntnissen. Diese Stille ist es, wo du den Höchsten Lehrer triffst. Er ist die Universität der Universitäten. In diesem Raum der Stille haben alle Meister die Meisterschaft erlernt.

17. Im Schweigen und in der Konzentration werden deine Erfahrungen von einem Charakter sein, die deiner Evolution und Entfaltung zugute kommen. Einige Menschen werden erscheinende Lichter sehen; einigen wird es vorkommen, als wenn sie Stimmen hörten; andere werden nur fruchtbare Gedanken und Pläne sammeln; andere werden wiederum ein Gefühl oder eine Eingebung haben,

Dinge zu machen oder Dinge nicht zu machen, über die sie nachdenken. Einige glauben, nichts zu erhalten, und dennoch erhalten sie, obwohl es für sie nicht offensichtlich ist.

18. Der Geist des Menschen oder das Überbewusstsein gleicht einer großen Schatzkammer voller Macht, Liebe, Leben oder irgendetwas, was Gott ist. Der Geist könnte auch mit der Hochspannung elektrischer Energie verglichen werden. Es ist die Macht hinter dem Thron jedes menschlichen Lebens.

19. Sinn und Zweck der Stille ist, täglich eine Verbindung mit dieser großen Schatzkammer der Energie herzustellen, um sich in der Stille gemäß deinen spezifischen Bedürfnissen aufzuladen, auf die gleiche Art und Weise, wie elektrische Akkus geladen werden. Wenn dein Bewusstsein, Energie oder Taktgefühl schwach ist, trete ins Schweigen ein und fülle (lade) dich wieder auf.

20. So stellst du dein *„Eins-werden"* her oder erfüllst dich mit der Gleichheit Gottes, so dass du in die Geschäftswelt zurückgehen kannst, reich mit Göttlicher Energie versorgt und für die Arbeit ausgestattet. Wenn du im Einklang mit dem Universellen bist, kann dich nichts besiegen.

21. So marschierst du siegreich vorwärts.

22. Eine Speerspitze besitzt wegen ihres äußerst feinen Randebereichs eine durchdringende Kraft. Sie trifft

auf weniger Widerstand beim Durchtrennen von Molekülen einer Substanz, als eine Klinge mit einem stumpfen Rand. Das konzentrierte Bewusstsein ist Bewusstsein auf den Punkt gebracht, scharf und durchdringend, so dass es einen Weg durch hartnäckige Probleme findet. Es zersetzt und löst so das anscheinend Unmögliche auf und bringt das Gold der praktischen Erfahrung.

23. Manch ein ratloser Geschäftsmann hat die Zeiten des Misserfolgs in Erfolg verwandelt, indem er täglich in seinem Geschäft eine Stunde der stillen Meditation widmete, noch bevor er für die Kundschaft öffnete. Das erfüllt zwei Zwecke: Es bringt ihn in Einklang mit seinem inneren Geschäftsführer, und es füllt seine Geschäftsstelle mit einer göttlichen Anwesenheit, die wie ein Magnet wirkt, um das Geschäft anzuziehen.

24. Die Stille ist die Universität aller Universitäten. Es ist der Ort, wo alle Weisen ihre Weisheit erhalten haben. Es ist hier der Platz, wo der größte aller Lehrer den Anhänger lehrt.

25. Ein führender Kopf ist derjenige, der fähig ist, sich auf jedes Problem einzustellen, mit dem er konfrontiert ist. Ein Mann der Konzentration besitzt Klugheit und kann jedes Problem meistern.

26. Der Mensch ist eine Abschrift aller Gesetze, Kräfte und Manifestationen der Natur. Telefon, Kamera, Flugzeug, Schreibmaschine usw. sind

nur Projektionen der komplexen Natur und Zusammenstellung des Menschen. Es ist nach wie vor wahr, dass „die größte Studie der Menschheit der Mensch selbst ist."

27. Den einfachen Vergleich mit der Elektrizität verwendend, kann der Geist des Menschen mit der Hochspannungskraft verglichen werden; die Seele des Menschen mit einer Transformatorstation, und Leitungsdrähte, die zum bewussten Verstand und der körperlichen Darstellung des Geistes führen.

28. Der Geist ist die tatsächliche Macht hinter dem Thron des Menschen.

29. Der folgende Teil wird dir erzählen, wie wünschenswerte Bedingungen durch den Gebrauch der Anziehungskraft, der Bindung und des Zusammenhalts verursacht werden, und wie unerwünschte Bedingungen aufgelöst werden, sich zerstreuen, verdünnen, verdampfen und zerfallen.

FRAGEN UND ANTWORTEN

1. *Was ist Schweigen?*

   Schweigen ist ein entspannter und passiver Zustand des Bewusstseins und Körpers, in dem der Geist die bewussten Zustände kräftigt, erleuchtet und die bewusste Ebene des Geistes klärt. Das Schweigen ist die Universität der Universitäten. Es ist hier, wo alle Weisen ihre Weisheit erhalten haben. Es ist hier, wo der größte aller Lehrer den Anhänger lehrt.

2. *Was ist notwendig, um diese Bedingung herbeizuführen?*

   Damit der Geist die Weisheit zum Bewusstsein befördern kann, ist es wichtig, dass du eine gewisse Zeit für Ruhe oder Schweigen hast, in der du keine Unterbrechungen erlauben solltest.

3. *Wie lange ist das nötig?*

   Gib dich 10 bis 20 oder 30 Minuten diesem Schweigen hin. Es hilft dir nicht, wenn du für eine längere Zeitspanne im Schweigen verweilst, es sei denn, dass ein spezieller Notfall ist.

4. *Sollte diese Zeit regelmäßig sein?*

   Es ist eine gute Gewohnheit, jeden Tag eine oder mehrere festgesetzte Zeiten für dieses Schweigen zu haben. Du kannst auch in anderen Momenten 3-5 Minuten Schweigen, z.B. an deinem Schreibtisch, in deinem Schlafzimmer oder beim Fahren mit der Straßenbahn, dem Bus oder dem Zug.

5. *Was verursacht diese Erleuchtung und Klärung des Bewusstseins?*

   Dein Bewusstsein wird erleuchtet und geklärt, weil du im Schweigen mit dem höchsten Geist in Verbindung bist. Der Geist des Menschen ist nichts Geringeres als der Geist Gottes — eine Erweiterung Gottes in einem menschlichen Körper. Durch diesen Geist werden in der Tat alle Menschen eins.

6. *Beschreibe die Methode.*

   Jeder Muskel deines Körpers sollte entspannt sein und das Bewusstsein zurückgezogen und geklärt werden von allen Äußerlichkeiten. Gib dich gänzlich einer hörenden Haltung hin, als ob du in Gegenwart eines großen Lehrers wärst. In der Stille sollte sich das Ohr des Bewusstseins zur höchsten Spiritualität wenden und zu keiner anderen Quelle der Instruktion. Wenn deine Aufmerksamkeit wandert, führe sie wieder zurück. Du wirst es leichter finden, schweigend zu beobachten und Weisheit zu erhalten, wenn du deine Augen geschlossen hältst.

7. *Welche Veränderungen verursacht das?*

   Der Höchste Geist denkt für und durch dich, und du erhältst Weisheiten, um dir in deinem Leben und deiner Arbeit zu helfen. Du wirst erleuchtet und inspiriert, und du bist nicht länger Experimentierender, Spekulant oder Suchender auf dem Pfad des Lebens. Du besitzt das Wissen, und weißt, dass du weißt.

8. *Was erfahren wir im Schweigen?*

    Nach dem Eintreten in dieses wahre Schweigen wirst du Besitzer von fortgeschrittenen Kenntnissen. Dieses Schweigen ist es, wo du den Höchsten Lehrer triffst. In diesem Raum des Schweigens haben alle Meister die Meisterschaft erlernt. Dort entwickelst du dich und entfaltest dich. Wenn du einen Mangel an Bewusstsein, Energie oder Taktgefühl spürst, tritt in die Stille ein und lade dich wieder auf.

9. *Was ist der Zweck des Schweigens?*

    Sinn und Zweck des Schweigens ist, täglich eine Verbindung mit der großen Schatzkammer der Energie herzustellen, um sich damit in der Stille aufzuladen, gemäß deinen spezifischen Bedürfnissen.

10. *Was ist das Ergebnis?*

    Das Ergebnis des Einhaltens des Schweigens ist ein Einswerden mit Gott oder ein Füllen deiner selbst mit der Ähnlichkeit Gottes, so dass du in die Welt zurückkehrst, reich versorgt mit göttlicher Energie und ausgestattet für die Arbeit. Du befindest dich im Einklang mit dem Universellen und nichts kann dich besiegen. Du marschierst siegreich vorwärts.

TEIL ZWÖLF

Dieser Teil erzählt dir von einer noch höheren Ebene des Bestehens; auf dieser Ebene ist alles vollkommen. Auseinandersetzungen hören auf, wenn Harmonie erreicht wird. Auf dieser Ebene verschwinden die harten Gesichtszüge, die Stimme wird weich und schön. Es ist der ideale Zustand. Auf dieser Ebene verschmelzen die Abenteuer des Lebens und die Romantik in einer glücklichen Wiedervereinigung. Auf dieser Ebene ist das Ideal Wirklichkeit geworden, der Sucher und das Gesuchte sind EINS.

VOLLKOMMENE HARMONIE

1. Das Bewusstsein zu konzentrieren bedeutet, die gesamte geistige Aufmerksamkeit auf ein gemeinsames Zentrum zu lenken. Sich zu konzentrieren heißt, die Aufmerksamkeit zu bündeln und zu verstärken. Sich zu konzentrieren heißt, das Bewusstsein auf den Punkt zu bringen. Hundert Prozent Aufmerksamkeit bedeutet vollkommene Konzentration. Hundert Prozent Aufmerksamkeit bringt Macht und Erfolg.

2. Dynamit ist konzentrierte und kristallisierte Energie. Bewusstsein, wenn es konzentriert ist, wird zu geistigem Dynamit. Ein konzentriertes Bewusstsein kann wunderbare Arbeit für vorher unmöglich gehaltene Dinge leisten. Das dynamische Bewusstsein erzielt einen Erfolg, wo andere scheitern. Dem ist so, weil es Mittel und Methoden entwickelt und erfindet, um Erfolg anzuziehen. Es hat Macht, seine Pläne und Methoden auszuführen.

3. Nimm eine doppelt konvexe Linse; fokussiere damit die Strahlen der Sonne auf irgendeine brennbare Substanz, und genug Energie wird gebündelt, um die Substanz zu verschmelzen oder zu vermischen. Bewusstsein sollte sowohl für die Verschmelzung als auch für die Vermischung verwendet werden.

4. Der geschulte Geschäftsmann löst unerwünschte

Zustände auf und erzeugt durch die systematische Konzentration wünschenswerte Zustände. In der Konzentration, um etwas aufzulösen, verwendet er eine geistige Idee oder ein Wort. Dieses Wort repräsentiert das, was er zu geschehen beabsichtigt; nämlich zerstreuen, verdünnen, verdampfen oder zerfallen.

5. In der Konzentration, um etwas anzuziehen, benutzt er Worte wie Magnetismus, Anziehungskraft, Haftung und Verbundenheit. In der Konzentration werden diese Wörter sehr machtvoll, die Dinge zu erreichen, für die sie ausgesendet wurden.

6. Die ideale Umgebung zur Konzentration ist Einsamkeit oder Ruhe. Der Bewusstseinszustand sollte dem eines ernsthaften Wunsches, des Eifers und des Entschlusses entsprechen. Um die größten Ergebnisse in der Konzentration zu vollbringen, bestimme zuerst, was dein größter Wunsch ist. Dann konzentriere dich darauf. Bestätige es positiv, dass du es vollbringen willst. Wisse, dass du nicht allein arbeitest und dass dein inneres Bewusstsein mit dir arbeitet und deine Gedanken, Entscheidungen und Handlungen lenkt.

7. Nachdem du dich für deinen größten Wunsch entschieden und ihn positiv bestätigt hast, stelle sicher, dass du jeden Muskel deines Körpers entspannt hast und du still in kontemplativen Denken bist. Du kannst ruhig sitzen oder dich zurücklehnen.

8. Die Konzentration kann verwendet werden, um Geschäftserfolg zu erlangen, geistige Genauigkeit, Weisheit, Macht, Inspiration und Seelenwachstum. Fehlgeleitetes oder zielloses Bewusstsein ist für viele Misserfolge im Leben verantwortlich. Zu viele Menschen betreiben die Tätigkeit des Lebens planlos, ohne bestimmte Ziele und Absichten.

9. Erfolg hat seine bestimmten Gesetze, genauso bestimmt wie die Gesetze der Mathematik oder Elektrizität. Das Erste, was im Leben eines Menschen Beachtung finden sollte, ist, dass er sich mit den Gesetzen des Erfolgs, sowohl der inneren geistigen als auch der materiellen äußerlichen Gesetze, vertraut macht.

10. Weil die Adepten und die Meister die Fähigkeit besitzen sich zu konzentrieren, wurden sie in allen Perioden von den Menschen als Wunderarbeiter angesehen.

11. Um die Fähigkeit der Konzentration zu vervollkommnen, ist normalerweise Zeit erforderlich. Es nimmt manchmal viele Jahre in Anspruch, aber so wie die Intensität der Handlung die Geschwindigkeit vergrößern wird, so wird die Aufnahme von Kenntnissen die Macht vergrößern und es dem Eingeweihten ermöglichen, Umstände und Erfahrungen zu kontrollieren. Jede außergewöhnliche Entfaltung von Macht entsteht aus der bewussten Kontrolle des Pranas, das die Quelle der ganzen Macht, der ganzen Bewegung

und des ganzen Seins ist.

12. Die feineren Kräfte der Natur mögen vielleicht noch in dir ruhen, und wenn dem so ist, dann warten sie auf deinen Aufruf. Die Tür ist vorhanden — das Schloss erwartet den Schlüssel. Der Schlüssel sind jene Kenntnisse, die du besitzt, die das Kombinationsschloss des Kosmischen Verschlussfaches öffnen, in dem sich viele Arten von Schätzen vorfinden. Durch dein Wissen sollst du zum Bewohner eines Herrenhauses eigener Wahl werden, wo Frieden und Glückseligkeit herrschen.

13. Die Nervenkraft des menschlichen Körpers regelt und kontrolliert den Blutkreislauf. Mit anderen Worten: Das Herz verrichtet nicht die gesamte Arbeit, um das Blut durch den Körper zirkulieren zu lassen. Weiterhin wissen wir, dass die Menge der Nervenkraft in jedem Teil des Körpers durch das Bündeln des Willens auf jeden Teil des Körpers vergrößert oder vermindert werden kann. Du kannst das Blut in jedem Körperteil durch den intelligenten Gebrauch der Willenskraft erhöhen oder zurückziehen.

14. Jede intensive Geistestätigkeit unmittelbar nach den Mahlzeiten erhöht die Menge des Bluts im Gehirn und vermindert die Menge im Magen und den Gedärmen, die ihre Verdauenstätigkeit aufgrund des Fehlens einer ausreichenden Blutmenge einstellen. Von Verdauungsstörungen geplagte

Menschen sollten sofort nach den Mahlzeiten durch eine kluge Zentralisierung der Willenskraft auf den Magen und die Gedärme die dortige Blutmenge erhöhen. Das wird Verdauungsstörungen ohne Ausnahme heilen.

15. Wohlstand ist das ertragreiche Resultat eines erfolgreichen Strebens auf jedem Gebiet menschlicher Tätigkeit. Es bedeutet nicht nur einen Überfluss an äußerlichen Dingen, sondern auch einen Überfluss an intellektuellen Dingen. Dieser ergibt sich aus der Anwendung des Wissens, das du gewonnen hast. Wenn du fortschrittlich bist, bist du reich. Wahrer Wohlstand ist in deinem Inneren, und es ist der größte Wohlstand, weil er immer bei dir ist.

16. Wohlstand ist das Maß, das den Wert einer Person ausdrückt, in Übereinstimmung mit den Grundsätzen, die sie aufrechterhält und welche sie mit Scharfsinn, Ausdauer und Zweckgebundenheit verfolgt hat.

17. Niemand, mit Ausnahme der Eingeweihten Indiens, träumte jemals davon, dass durch eine systematische und intelligente Kontrolle des Atems so erstaunliche Dinge vollbracht werden können. Aber das ist eine Tatsache, die von jedem überprüft werden kann, der bereit ist, den Aufwand des Lernens zu erbringen. Das, was der Mensch getan hat, kann jeder Mensch tun —wenn er lernt, wie es zu tun ist.

18. Durch das Studium der Yoga-Philosophie wirst du deine Kenntnisse bereichern und Ergebnisse in Übereinstimmung mit deiner Fähigkeit zu empfangen erhalten. Rüttle deine schlafenden Energien durch das Studium der Philosophie wach, und diese philosophische Flamme wird ihren eigenen Brennstoff finden und in einem großartigen, die Welt erhellenden Strahlen für immer bestehen bleiben.

19. Argumente verstummen, wenn Harmonie erreicht wurde. Eine noch höhere Ebene besteht, das Superbewusstsein, Samadhi genannt. In diesem Zustand ist alles vollkommen, es ist eine Einheit von allem, was besteht — es gibt keinen Einwand, kein Hadern. In dieser gelassenen Stille sind alle Unterschiede besiegt worden. Alles ist vollkommen.

20. Das erklärt die ethische Theorie, dass wir nicht hassen, aber lieben müssen, weil so wie im Falle der Elektrizität, die Kraft, die den Dynamo verlässt, zum Dynamo zurückkehren wird, um so den Stromkreis zu schließen. So müssen alle anderen Kräfte der Natur zur Quelle zurückkehren.

21. Hasse deshalb niemanden, weil Hass eine Kraft ist, die von dir ausgeht und zu dir zurückkehren muss.

22. Wenn du liebst, wird diese Liebe zu dir zurückkehren. Es ist sicher, dass jedes Stück Hass zu dir mit voller Wucht zurückkehren wird — nichts kann es stoppen. Jeder Gefühlsimpuls wird

zu der Quelle zurückkehren, der er entsprang.

23. Yoga wird sogar eine heisere Stimme in eine wohlklingende ändern; alle hässlichen Linien im Gesicht können zum Verschwinden gebracht werden; oder ein Ausdruck der Stille, Ruhe und Gelassenheit kann kultiviert werden. Praxis von ein paar Monaten ist alles, was notwendig ist, um Ergebnisse herbeizuführen.

24. In der Yoga-Philosophie wird Konzentration Pranayama genannt. Erinnere dich an die Yoga-Ausdrücke:

    (1) **Akasa** — Allgegenwärtige, alles durchdringende Existenz; die Summe der kosmischen Energie.

    (2) **Prana** — Die Lebenskraft.

    (3) **Pranayama** — Die Kontrolle des Prana.

25. Folglich erkennen wir, dass alles aus Akasa geformt wird.

26. Das Prana ist die Lebenskraft, die das Universum durchdringt. Es ist Akasa in Bewegung.

27. Pranayama ist die Methode, diese Kraft zu kontrollieren.

28. Heutzutage verwendet die Yoga-Philosophie ihre Kenntnisse über Pranayama, um gewünschte Ziele zu verwirklichen. Diese Ziele unterscheiden sich in Übereinstimmung mit den individuellen

Bedürfnissen. Ein Verständnis von Pranayama befreit uns von Kummer, Angst und Schmerz. Es ist das Wissen über die Macht, die das Unmögliche möglich macht.

29. Die Yoga-Philosophie macht das große mysteriöse Gesetz —das Gesetz der Übereinstimmung— verständlich, und wenn du die Funktion von diesem Gesetz der Gesetze verstehst, dann wirst du Yoga verstehen.

30. Das Akasa ist eine alles durchdringende, ursprüngliche, homogene Substanz. Jeder Teil oder Abschnitt dessen besitzt potenziell alle Kräfte, die jetzt oder einmal später existieren sollen. Jedes Atom des gegenwärtigen heterogenen Universums, das nur ein vom homogenen Ganzen abhängiger, aus ihm entstandener Aspekt ist, enthält, vererbt in sich selbst, all diese unendlichen Kräfte, die immer danach streben, sich Ausdruck zu verschaffen.

31. Aber die Wirkungen dieser Kräfte sind von den Zuständen der Substanz abhängig, in der sie wirken, und all diese einander bedingenden Handlungen erschaffen in Wirklichkeit das Leben, den Willen, das Bewusstsein und alle Kräfte der Natur.

32. Es gibt da einen Geist oder Willen —eine sich selbst bewegende Macht, Substanz oder einen untrennbaren Teil desselben sich bewegenden Geistes.

33. Dieser Geist, diese Kraft, dieser Wille, ist *Prana*.

34. Die dritte und ebenfalls untrennbare Tatsache oder Bewegung, durch die der Geist oder die Substanz kontrolliert wird, bildet eine Dreieinigkeit, welche eine Einheit ist, und diese Einheit wird *Pranayama* genannt.

35. Es gibt viele verschiedene Arten und Geschwindigkeiten von Bewegung, aus denen sich Schwingungen zusammensetzen, und jede Bewegung oder Schwingung bewirkt ihre eigene entsprechende Substanz, Farbe, Ton und Zahl. (Siehe dazu auch: Charles Haanel, *Ein Buch über Dich*, Inspired Mind, ISBN: 978-3-89682-600-8, welches die Auswirkungen von Schwingungen auf unseren Körper im Detail erklärt. Anm. d. Ü.)

36. Von den verschiedenen Arten der Bewegung stellt eine Sorte die Spirale dar, eine andere das Vertikale, eine andere die Schwingung, eine andere das Wellenförmige und andere wiederum Anziehung oder Abstoßung.

37. Wissenschaftler haben mithilfe von Mikroskopen unsichtbares Leben entdeckt, welches all diesem (zuvorgenannten) entspricht, und sogar ihre Form offenbart ihre Beziehung. Lass uns hier achtsam sein, da sie in die Domäne des Verborgenen eintreten und in Kürze die antike Philosophie der Yogis öffentlich als (ihre) Wissenschaft verkünden könnten!

38. In diesem verborgenen Königreich herrscht

Brüderlichkeit vor; Rettungen oder Erlösungen sind Untertöne davon —es gibt keinen Unterschied zwischen dem Individuum und dem Universellen Bewusstsein.

39. Mitgefühl, Gnade und Gerechtigkeit sind in diesem Gefilde lediglich Wörter. Jugend, Schönheit und Pracht glänzen in dem Bereich, wo Jesus, Moses, Manu, Sokrates, Kapila und Patangali sich mit Buddha und Mohammed vermischen.

40. In diesem großen und glorreichen Leben treffen sich alle Moral, Ethik, Macht und Anziehungskraft in einem einzigen Kongress der Könige.

41. Sie haben durch unermüdliche Anstrengung alles erreicht, was es zu erreichen gibt.

42. Sie haben das Ziel erreicht.

43. Schließlich erreicht der Yogi einen idealen Zustand der Seligkeit, *Nirwana* genannt. Diesen Zustand zu vergleichen ist unmöglich, weil es nichts gibt, mit dem er verglichen werden könnte. Jedoch ist dieser Zustand für jeden Menschen in diesem Leben erreichbar. Es ist ein Bewusstseinszustand.

44. Bakta Yoga unterrichtet eine Hingabe zu einem Ideal.

45. Für so einen Yogi-Adepten übernimmt das Ideal die Form der Wirklichkeit, und sein tägliches Leben ist so eingerichtet, dass er in Gedanken, Wort oder Tat ständig bestrebt ist, dieses Ideal zu erreichen.

46. Diese Erlangung wird ausgedrückt, wenn er EINS wird mit dem, was gesucht wurde —*dann sind der Sucher und das Gesuchte Eins.* Er selbst wird das Ideal.

47. Auf dem Pfad der Erkenntnisse sind alle Hindernisse nur Gegebenheiten, um die Kraft seiner Idee auf die Probe zu stellen. Tatsache ist, dass jeder hinderliche Umstand ein Mittel ist, den Kurs mit zusätzlicher Energie, Kraft und Überzeugung zu erheben, zu stärken und zu verfolgen.

48. Der Allmächtige Gott des Christentums; Allah von den Mohammedanern; Buddha von den Buddhisten; Brahma von den Hindus; Jehova von den Juden —sie alle sind Ideale von Nationen. Der Einfluss dieser Ideale spielt immer noch eine mächtige Rolle im Leben aller. Diese Namen wollen uns zwingen, in den Doktrinen und Lehren dieser Meister und ihrer Apostel Zuflucht zu suchen.

49. Wenn Bakta Yoga erreicht wird, verschmelzen die Abenteuer und Romanzen des Lebens zu einem edleren und großartigeren Kaliber und vereinen sich mit Göttern und Göttinnen, Engeln und heiligen Wesen jeglichen Himmelsstriches, die in einem glücklichen Zusammenkommen wieder Eins werden, wo keiner größer ist als der andere. Dieser Zustand kann nur durch den Vorgang der Entwicklung erreicht werden, und in diesem Zustand gibt es:

Keine um Gesundheit Bittenden — da alles Gesundheit ist.

Keine um Schönheit Bittenden — da alles Schönheit ist.

Keine um Jugend Bittenden — da alles Jugend ist.

50. In diesem Zustand haben wir nichts Vergleichbares. Seine Großartigkeit ist zu prachtvoll, um verglichen zu werden.

51. Wo Yogis zusammenkommen, sind alle freundlich. Es gibt keine Diskriminierung, weil sie Besitzer allen Wissens sind.

FRAGEN UND ANTWORTEN

1. *Was ist Konzentration?*

    Konzentration bedeutet die gesamte geistige Aufmerksamkeit auf einen gemeinsamen Mittelpunkt zu richten. Wenn du dich konzentrierst, bündelst du die Aufmerksamkeit und verstärkst sie. Du bringst dein Bewusstsein auf den Punkt. Hundert Prozent Aufmerksamkeit bedeutet vollkommene Konzentration. Hundert Prozent Aufmerksamkeit bringt Macht und Erfolg.

2. *Was ist Dynamit?*

    Dynamit ist konzentrierte und kristallisierte Energie. Dynamisches Bewusstsein ist vollkommen konzentriertes Bewusstsein.

3. *Was ist ein dynamisches Bewusstsein?*

    Bewusstsein wird zu geistigem Dynamit, wenn es konzentriert ist. Es kann dann wunderbare Arbeit und förmlich unerwartete Dinge leisten. Es hat Macht, seine Pläne und Methoden auszuführen. Das dynamische Bewusstsein erzielt einen Erfolg, wo andere scheitern.

4. *Was ist das Ergebnis von Konzentration?*

    Konzentration löst unerwünschte Bedingungen auf und erzeugt wünschenswerte Bedingungen.

5. *Was ist eine anziehende Konzentration?*

    Eine anziehende Konzentration bedeutet, diejenigen Wörter (im täglichen Sprachgebrauch,

Anm. d. Ü.) zu verwenden, die die Ideen vom Magnetismus vertreten, wie z.B. Anziehungskraft, Haftung, Verbundenheit —Wörter, die voller Macht und Kraft sind, um die eigenen Wünsche zu verwirklichen.

6. *Was ist eine auflösende Konzentration?*

Eine auflösende Konzentration bedeutet, die Wörter zu verwenden, die Ideen von Zerstreuen, Verdünnen, Verdampfen oder Zerfallen widerspiegeln, wenn du möchtest, dass diese Dinge geschehen.

7. *Was ist Wohlstand?*

Wohlstand ist das fruchtbare Ergebnis eines erfolgreichen Strebens auf jedem Gebiet menschlicher Tätigkeit. Es bedeutet nicht nur einen Überfluss an äußerlichen Dingen, sondern auch einen Überfluss von intellektuellen Dingen. Es ergibt sich aus der Anwendung des Wissens, das du erlernt hast. Wenn du fortschrittlich bist, bist du reich. Wahrer Wohlstand ist in deinem Inneren, und es ist der größte Wohlstand, weil er immer bei dir ist. Wohlstand ist das Maß, das den Wert einer Person in Übereinstimmung mit den Grundsätzen ausdrückt, die sie aufrechterhält und mit Scharfsinn, Ausdauer und Kontinuität verfolgt hat.

8. *Wie verwendet die Yoga-Philosophie die Konzentration?*

Die Yoga-Philosophie verwendet die Konzentration, um die gewünschten Ziele zu verwirklichen.

9. *Warum ist diese Art von Kontrolle möglich?*

Weil Pranayama die Methode ist, um diese Kraft zu kontrollieren, ein Aspekt der Lebenskraft.

10. *Was ist Bakta Yoga?*

Bakta Yoga lehrt Hingabe an ein Ideal. Für so einen Yogi-Adepten übernimmt das Ideal die Form der Wirklichkeit und sein tägliches Leben ist so eingerichtet, dass er in Gedanken, Worten oder Taten ständig bestrebt ist, dieses Ideal zu erreichen. Wenn Bakta Yoga erreicht wird, verschmelzen die Abenteuer und Romanzen des Lebens zu einem edleren und großartigeren Kaliber und vereinen sich mit Göttern und Göttinnen, Engeln und heiligen Wesen jeglichen Himmelsstriches, die in einem glücklichen Zusammenkommen wieder Eins werden, wo keiner größer ist als der andere. Die Großartigkeit dieses Zustandes ist zu prachtvoll, um verglichen zu werden. Alles ist Gesundheit, Schönheit, Jugend. Wo Yogis zusammenkommen, sind alle freundlich; es gibt keine Diskriminierung; weil sie Besitzer allen Wissens sind.

> *Wenn eine Wohltat bekannt ist, gib sie weiter.*
> *Lass sie durch die Jahre ziehen,*
> *Lass sie eines anderen Tränen trocknen,*
> *Bis im Himmel die Tat erscheint, gib sie weiter.*

WEITERE ANGEBOTE

EIN BUCH ÜBER DICH

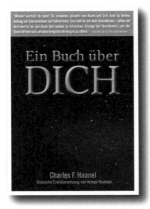

Der Mensch besteht aus einer unendlichen Kombination von Schwingungen. Wenn wir uns dieser bewusst werden, erlangen wir Herrschaft über sie und somit auch Herrschaft über unser eigenes Leben.

ISBN: 978-3-89682-600-8
Umfang: 320 Seiten, gebunden
Format: 19,1 x 13,1 x 3,4cm
Preis: 21,95 Euro

Jeder Mensch weiß, dass was er seine „natürliche Umgebung" nennt, einen tiefgreifenden Einfluss auf sein Leben hat. Alle Menschen haben einen Instinkt dafür, oder ein traditionelles Wissen, dass ihr Schicksal durch die Sonne, den Mond, die Planeten und unzählige Sterne beeinflusst wird; sie wissen aber nicht, wie tiefgreifend diese Einflüsse wirklich sind. (Zitat P. G. Bowen aus „*The Sayings of the Ancient One*").

Genau das erklärt uns Charles Haanel in diesem Buch. Wenn wir diese Schwingungen auch nicht direkt ändern können, dann können wir uns dennoch so auf sie abstellen, dass sie sich nicht negativ auf uns auswirken. Mit einem Verständnis der verschiedensten Arten von Schwingungen erlangen wir schlussendlich Herrschaft über unser eigenes Leben, etwas, was für immer mehr Menschen zur Wirklichkeit wird.

Wie das dir hier vorliegende Buch ist auch „*Ein Buch über Dich*" eine hervorragende Ergänzung zum „*Master Key System*" und in jeglicher Hinsicht bereichernd.

DAS MASTER KEY SYSTEM

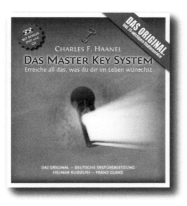

Das Original. Deutsche Erstausgabe. Die Referenz im deutschsprachigen Raum. Mit umfangreicher Unterstützung.

ISBN: 978-3-9812023-2-8
Umfang: 252 Seiten, gebunden
Beilage: 1 Audio CD, 1 DVD
Format: 23,6 x 21,6 x 2,5cm
Preis: 39,00 Euro

Seit dem Erscheinen im August 2007 ist diese Übersetzung, die Helmar Rudolph unter Mithilfe von Franz Glanz erstellt und verlegt hat, die Referenz. Als einzige Übersetzung wird sie umfangreich unterstützt. So können die Leser —oder besser Studenten— den größten Nutzen aus dieser Lehre ziehen.

Der Master Key (zu deutsch „Meisterschlüssel") besteht aus dem Verständnis um die Abläufe und Geschehnisse in unserem Leben, sowie den Einsichten in das schöpferische Prinzip und dessen praktischer Anwendung im täglichen Leben.

In 24 Wochen-Lektionen vermittelt uns Charles Haanel auf eine hochkomprimierte Art und Weise ein zeitloses Wissen, liefert uns gleichzeitig aber auch noch eine Übungsanleitung, die unsere Fähigkeiten systematisch aufbaut und erweitert. Diese benutzen wir dann, um uns auf eine höhere Ebene der Existenz zu schwingen und ein Leben in Gesundheit, Liebe und Wohlstand zu leben.

DAS MASTER KEY SYSTEM HÖRBUCH

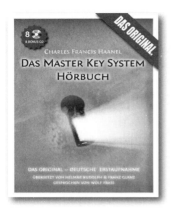

Das Original. Deutsche Erstaufnahme. Die kompletten 24 Teile, professionell aufgenommen und abgemischt. Mit eigens dafür komponierter Musikuntermalung.

ISBN: 978-3-9812023-0-4
Umfang: 8 CDs – Bonus CD
Format: 18,7 x 13,8 x 5,2 cm
UVP: 97,00 Euro

Für all diejenigen, die das gesprochene Wort bevorzugen, bietet dieses professionell aufgenommene und in Teilen mit eigens dafür komponierter Musik unterlegte Hörbuch die ideale Lösung. Gleichzeitig ergänzt es das gleichnamige Buch auf eine besondere Art und Weise.

Auf 8 CDs sind alle 24 Teile des Originals aus dem Jahre 1919 vorhanden. Das Vorwort von Charles Haanel wurde bewusst auf der Bonus CD abgelegt, damit es den Hörfluss nicht beeinträchtigt. Auf dieser befinden sich neben zahlreichen Desktophintergrundbildern in verschiedenen Auflösungen auch der 1. Teil der separat erhältlichen 24 Master Key System Meditationen.

Die sehr angenehme Stimme von dem aus Funk und Fernsehen bekannten Sprecher Wolf Frass bereitet auch nach langem Hören höchsten Genuss. Ideal für lange Auto- oder Bahnfahrten, aber auch zuhause eine wertvolle Begleitung und Vertiefung des Buches.

DIE 24 MASTER KEY SYSTEM MEDITATIONEN

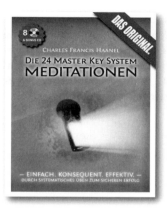

Einfach. Konsequent. Effektiv. Hilfreiche Motivation und optimale Unterstützung beim Durchführen der 24 Übungen. Mit eigens dafür komponierter Musik unterlegt.

ISBN: 978-3-9812023-9-7
Umfang: 8 CDs + Bonus CD
Format: 18,7 x 13,8 x 5,2 cm
UVP: 97,00 Euro

Das Master Key System offenbart sich nicht nur über Logik, sondern ganz wesentlich auch über das Verständnis von Unendlichkeit, Grenzenlosigkeit, Allwissen und Allmacht. Da sich der bewusste Verstand solche Dinge nur schwer oder gar nicht vorstellen kann, bedarf es dafür des Erspürens. Dieses Erspüren kommt von innen, durch die Übungen.

Nur durch konsequentes Üben können wir neue Gewohnheiten schaffen und zu einem neuen Menschen werden. In den Übungen steckt der praktische Teil der Lehre und das macht dieses Produkt so wertvoll.

Der Text der Übungen ist von Wolf Frass, dem Sprecher des Hörbuches, einfühlsam aufgesprochen und mit einer eigens dafür komponierten Entspannungsmusik unterlegt. So wirst du beim Entspannen und Loslassen unterstützt und kannst dich voll und ganz auf die Übung konzentrieren.

MASTER KEY SYSTEM SUPERLEARNING

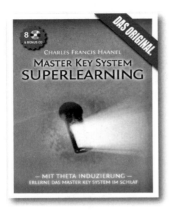

Zeitloses Wissen, tiefe Einsichten und neueste Lernmethoden. Mit dem Master Key System Superlearning verinnerlicht man sich die Lehre Charles Haanels quasi im Schlaf.

ISBN: 978-3-9812023-1-1
Umfang: 8 CDs + Bonus CD
Format: 18,7 x 13,8 x 5,2 cm
UVP: 97,00 Euro

Im Gegensatz zum Hörbuch ist das »Master Key System Superlearning« für einen tiefen Entspannungszustand gedacht. Es nutzt dafür eine der weltweit fortschrittlichsten Lernmethoden, um das Wissen des Master Key Systems zu verinnerlichen. Dabei wird mit Hilfe systematisch gesteuerter Tonimpulse ein Entspannungszustand im Theta-Bereich induziert, in dem das Unterbewusstsein für Informationen extrem aufnahmefähig ist.

Die Zuhilfenahme dieser Technologie ist ein unmittelbarer und sehr direkter Weg, sich dieses ermächtigende Wissen schnell, effizient und dauerhaft anzueignen, während man selbst tief entspannt ist.

Das MKS Superlearning ist ein hochwirksames Werkzeug, das die praktische Anwendung im Alltag wesentlich unterstützen und erleichtern kann. Du benötigst dazu lediglich einen CD-Spieler.

ANGEBOTE AUS DEM SMARAGD VERLAG

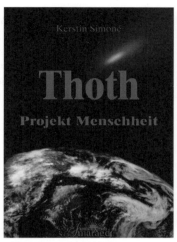

ISBN: 978-3-938489-21-5
€25,00 - 384 Seiten

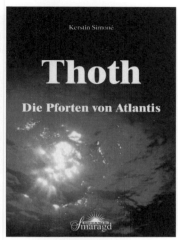

ISBN: 978-3-938489-44-4
€25,00 - 324 Seiten

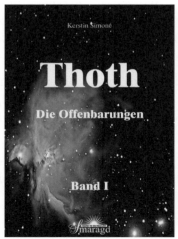

ISBN: 978-3-938489-67-3
€22,00 - 344 Seiten

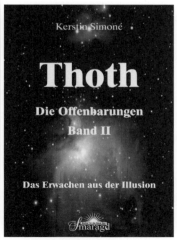

ISBN: 978-3-938489-98-7
€22,00 - 256 Seiten

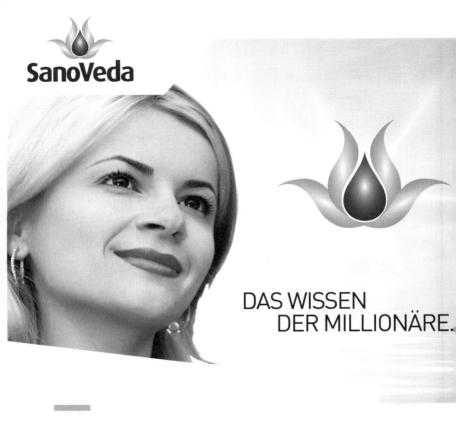

JEDER MENSCH KANN REICH WERDEN.
Unabhängig von Herkunft, Alter, Geschlecht und Bildungsgrad. Sanoveda hat sich das Ziel gesetzt, **„das Wissen der Millionäre"** verfügbar zu machen.

ERSTMALIG IN EUROPA:
Die Party4Success. Die nachhaltige und filmreife Inszenierung Ihrer Zukunftsvision!

WEITERE INFOS
zu E-Books, Seminaren, der Party4Success & vieles mehr …

www.sanoveda.eu